VITAMINE DI
BEAUTY

Redazione: Via Inverigo, 2 – 20151 Milano
www.deaplanetalibri.it

Prima edizione: novembre 2020

Fotografie: © Valentina De Meo

Le informazioni contenute in questo libro non intendono sostituirsi al parere professionale di uno specialista. L'utilizzo di qualsiasi informazione qui riportata è a discrezione del lettore; per ogni problema specifico si raccomanda di consultare il proprio medico.

GIULIA SINESI

VITAMINE DI BEAUTY

TUTTI I SEGRETI E I CONSIGLI
PER UNA PELLE E UN MAKEUP PERFETTI
DALLA BEAUTY EXPERT PIÙ AMATA DEL WEB

DeAGOSTINI

Ai miei genitori e a mio fratello che, ancora prima di supportarmi in ogni decisione, hanno scelto di non giudicarmi perché la mia passione era così diversa da quella degli altri.

INDICE

VITAMINE di BEAUTY

Per apparire al meglio ci sono due regole fondamentali: prendersi cura della propria pelle e truccarsi seguendo gli step corretti.

Per sentirsi più sicuri di sé ce ne sono altre due: comprendersi e avere voglia di amarsi.

Sono quattro regole che possono sembrare totalmente indipendenti, ma se saprete farle vostre vi avvicinerete a essere la versione più bella di voi.

Mi sono immaginata questi principi, semplici ma fondamentali, come vitamine: sono sostanze indispensabili per il benessere quotidiano, e il nostro corpo sta bene solo se le assumiamo tutte nelle quantità necessarie. Ecco, mi piacerebbe che consideraste curarsi la pelle, truccarsi nel modo corretto, comprendersi e amarsi come quattro importanti vitamine.

Se deciderete di prenderle starete meglio; se sarete costanti nell'assumerle tutte e tutti i giorni, piano piano vi trasformerete nella **versione più bella di voi!**

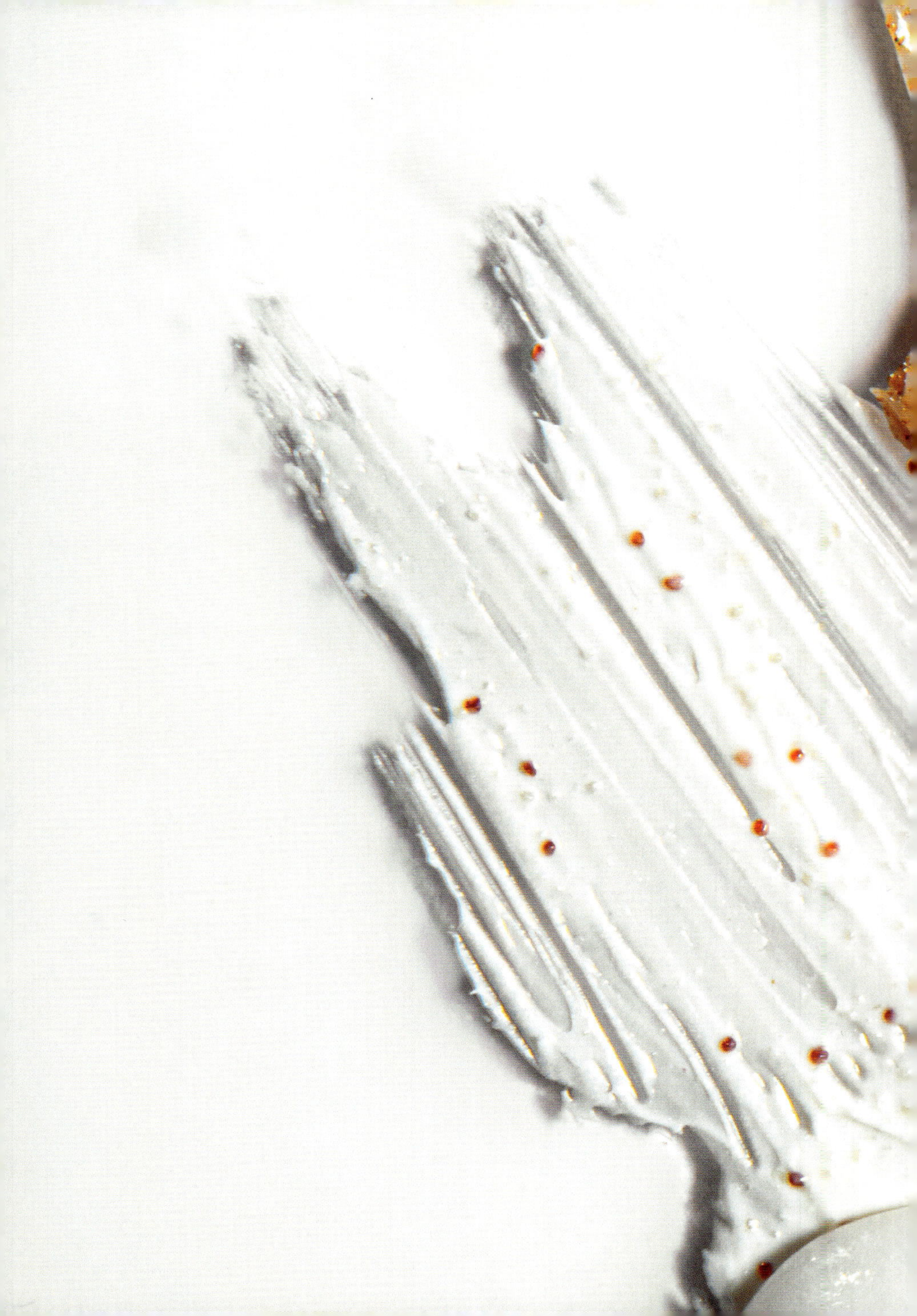

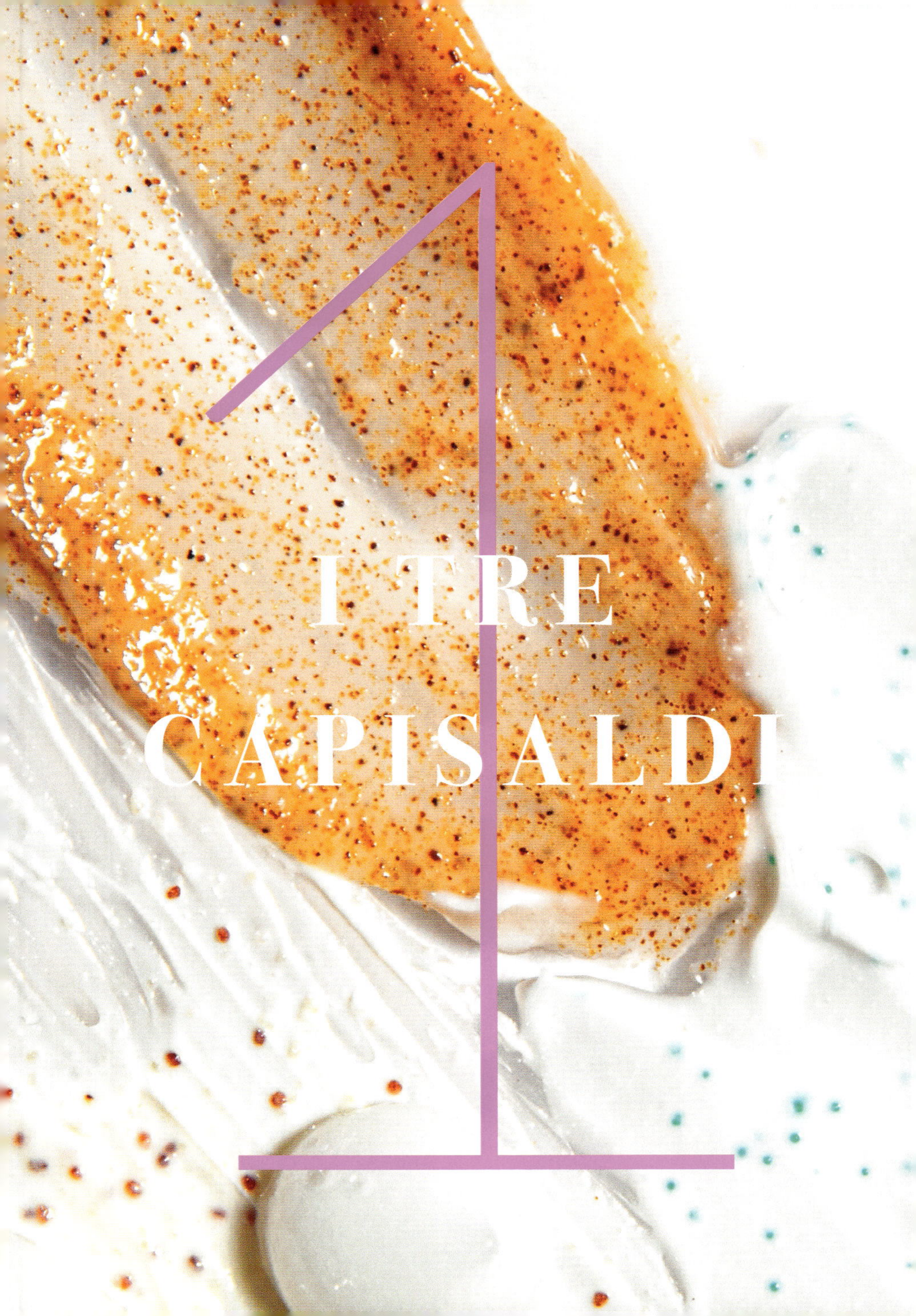

1 I TRE CAPISALDI

I TRE CAPISALDI

Ecco i tre punti che dovete mettere a fuoco in modo chiaro nella vostra quotidianità prima di passare all'azione e scegliere come gestire la vostra pelle:

1. La pelle è un organo.
2. La nostra pelle ci manda segnali semplici che dobbiamo imparare a carpire.
3. Non dobbiamo farci condizionare dalle informazioni virali.

Mi piace definirli "capisaldi", regole fondamentali per poter affrontare i paragrafi successivi, dove analizzeremo nel dettaglio le varie tipologie di pelle e le sue condizioni, in modo che possiate orientarvi e riconoscere la vostra: capiremo quali sono i punti di forza e gli assi di miglioramento di ogni skin type; vedremo che cosa possiamo trovarci di fronte quando ci dedichiamo allo shopping di prodotti di skincare; vi spiegherò come utilizzare nel modo corretto quello che comprate.

Prima, però, capiamo bene questi tre punti.

1. La PELLE è L'ORGANO PIÙ ESTESO del corpo umano

La pelle ha innumerevoli caratteristiche e funzioni, ma noi qui ci soffermeremo solo su quelle che ci interessano. Questo "universo pelle" non è diverso dagli altri organi del nostro corpo, è mutevole nel tempo e reagisce agli stimoli interni ed esterni. Teniamo sempre a mente che non possiamo cambiare la nostra pelle, metterla in lavatrice o rinnovarla se l'abbiamo trattata male e con poca attenzione, quindi preoccupiamoci sempre di preservarla!

Ecco qui di seguito i principali fattori a cui è soggetta. Attenzione, perché sono proprio questi che dobbiamo sempre tenere monitorati per capire come gestirla.

Età

Ogni età ha le sue esigenze e queste mutano molto rapidamente nel tempo. Con le giuste accortezze possiamo supportare la nostra pelle nell'affrontare ogni cambiamento naturale e fisiologico.

- Intorno ai 13 anni: sviluppo ormonale, sulla pelle possono apparire imperfezioni ed eventuale acne.
- Intorno ai 25 anni: inizia l'invecchiamento cellulare, i primi segni di espressione si manifestano sul viso.
- Dai 30 ai 44 anni: diminuisce la produzione di collagene

(una proteina che regala compattezza alla pelle) e tutti i processi cellulari rallentano, compresa la rigenerazione cutanea, quindi i segni del tempo iniziano a fissarsi sul viso.

- Per le donne tra i 45 e i 55 anni: il corpo entra in menopausa, un altro forte cambiamento ormonale che modifica decisamente la struttura della pelle, la quale diminuisce fortemente la capacità di trattenere acqua e si rilassa.
- Dai 60 anni: l'organismo fatica ad assimilare il calcio, quindi l'epidermide si impoverisce e con essa la capacità di coesione cellulare.

Clima, luogo, stagione

Umidità, secchezza dell'aria, esposizione al sole e temperatura influiscono fortemente sulle esigenze e sullo stato della pelle: la skincare routine va organizzata in relazione alle proprie abitudini, monitorando il contesto in cui ci si trova.

Dove trascorrete la maggior parte del vostro tempo? Ad esempio, lavorate in un ambiente umido (piscina, tintoria, floricultura) o secco (forno)? Fate frequenti e lunghi viaggi con aria climatizzata (in aereo, treno o macchina)?

Magari a casa vostra il microclima è perfetto, ma se la maggior parte della giornata siete in altri luoghi non potete non tenerne conto nella costruzione della vostra skincare routine.

In linea generale ricordate:

- Inverno: la pelle necessita di prodotti più ricchi, che la rinforzino e la proteggano. Le temperature rigide, gli sbalzi termici (dentro e fuori casa, al lavoro eccetera) e l'aria secca dei caloriferi (se non avete gli umidificatori corrette a comprarli!) stressano, sensibilizzano e seccano l'epidermide.

- Estate: la pelle necessita di prodotti più leggeri, esfolianti e, assolutamente, di protezione solare! Le temperature si alzano e i termosifoni si spengono, quindi la pelle avrà bisogno di prodotti più "light" (nei prossimi capitoli vi spiegherò cosa vuole dire). Nella stagione calda l'epidermide produce naturalmente più sebo e cellule morte, quindi togliamoci dalla testa la filosofia del "non esfolio sennò tolgo l'abbronzatura", altrimenti andremo incontro ad accumulo di sebo e *corneociti* (cellule morte), pelle grigia e spenta, difficile assorbimento dei prodotti skincare, compromessa resa del makeup, proliferazione di imperfezioni! A pagina 87 approfondirò l'argomento.

Appunto importante: d'estate bisogna stare attenti all'aria condizionata che, non essendo umidificata, secca come il riscaldamento.

- Autunno / primavera: le stagioni di mezzo sono quelle dove si deve fare maggiore attenzione ai segnali che la pelle ci dà. Cambiando rapidamente le condizioni climatiche esterne e interne agli ambienti dove si vive e lavora è difficile avere delle linee guida precise, ci vuole flessibilità. È importante cambiare i prodotti da utilizzare a seconda della giornata (calda o fredda, secca o umida) e di dove ci si trova.

Tranquilli, con le informazioni che vi darò nelle prossime pagine sarà più semplice capire le esigenze della pelle day by day.

Momento della giornata

Vi porto un esempio per spiegare in modo semplice questo punto: spesso mi scrivono persone che lavorano su turni (infermieri, hostess eccetera) confuse rispetto ai prodotti da utilizzare. Domanda frequente: «Se su un crema c'è scritto "giorno" e su un'altra "notte", ma io lavoro dalle 21 alle 6 e dormo dalle 8 alle 16, quale prodotto devo utilizzare?».

È importante sapere che durante le ore di veglia e di sonno nella pelle si innescano reazioni cellulari diverse: quando siamo svegli la pelle è "sulla difensiva" e meno ricettiva. Si preoccupa di non disidratarsi e di non essere aggredita dal mondo esterno (sole, sbalzi termici) e perciò è meno predisposta all'assorbimento dei prodotti di trattamento; quando dormiamo, invece, la pelle è più tranquilla e quindi più ricettiva. Durante le ore di riposo autonomamente si rigenera ed è più predisposta all'assorbimento dei trattamenti.

Di conseguenza la risposta alla domanda sarebbe: «Dipende dalle tue abitudini». Una persona "normale" – aggettivo che detesto, ma ci siamo capiti! – di giorno deve aiutare la pelle a difendersi (ad esempio con protezione solare e idratazione) e la notte a rigenerarsi (con esfolianti e prodotti trattanti). È chiaro che se vivete "al contrario" dovete invertire la routine. Quindi, per tornare alla domanda iniziale, la risposta continuerebbe con: «Se dormi di giorno, scegli la night cream prima di coricarti; la sera, prima di andare al lavoro, applica una day cream».

Insomma: curate la pelle seguendo il vostro personale bioritmo.

Che cosa introduco nel corpo, lo stile di vita

Non mi dilungherò troppo su quanto quello che ingeriamo e il nostro stile di vita influiscano sulla pelle, perché su questo bisognerebbe scrivere un altro libro, ma ricordate che idratazione, alimentazione e abitudini corrette sono fondamentali per preservare al meglio l'organo più esteso del nostro corpo. Quello che non assumiamo a sufficienza, come acqua, vitamine eccetera, oppure quello di cui abusiamo, come alcol e fumo, si riflette sullo stato della nostra pelle. Allontanarsi da un'alimentazione e uno stile di vita corretti, lasciandosi andare eccessivamente ai "vizietti", può compromettere – nell'immediato ma anche nel lungo termine – lo stato dell'epidermide. Quindi cerchiamo di porci dei freni!

Oltre a tenere sotto controllo alimentazione e stile di vita, fate attenzione a eventuali intolleranze o allergie di cui già soffrite o che potreste sviluppare nel tempo. Può capitare che la condizione della nostra pelle peggiori senza che abbiamo fatto niente per meritarcelo: mangiamo uguale e usiamo gli stessi prodotti, ma da un giorno all'altro quegli stessi cibi e prodotti possono iniziare a crearci problemi e la pelle è uno degli organi dove, molto probabilmente, questi si manifesteranno per primi. Quindi, se le avete provate tutte e non riuscite a risolvere una problematica, rivolgetevi a un esperto. La complicanza a volte può venire "da dentro" ed è inutile provare a curarla solamente "da fuori", con la skincare.

Torniamo ai nostri tre capisaldi per capire come gestire la nostra pelle e analizziamo il secondo.

2. La PELLE ci manda SEGNALI chiari e semplici

L'obiettivo non dovrebbe essere tanto capire il proprio tipo di pelle, quanto osservare come si comporta e cercare di equilibrarla il più possibile.

Per semplicità suddividiamo i "tipi di pelle" in categorie (secca, mista, grassa) perché è facile riconoscersi in una tipologia e seguire le indicazioni, che scopriremo nelle prossime pagine, per gestirla. Ma non impigritevi, fate sempre attenzione alla risposta della vostra pelle agli stimoli. Spesso basta acquisire una nuova abitudine, modificare qualcosa nell'alimentazione, cambiare luogo di lavoro o semplicemente andare in vacanza per alterare il proprio skin type. O meglio: è possibile che per motivi interni o esterni la pelle cambi categoria di skin type e, di conseguenza, sia necessario modificare la routine.

Quando lavoravo in negozio incontravo quotidianamente centinaia di persone e stavo per tutto il giorno sotto forti faretti da esposizione. Già tre ore dopo che mi ero truccata iniziavo a risultare lucida su fronte, naso e mento e a fine giornata tutto il mio viso era oleoso, tempie e guance comprese. Quando ho iniziato a lavorare in ufficio, con solo due colleghi e senza forti luci artificiali, la mia pelle è cambiata repentinamente: la zona T (ovvero fronte, naso e mento) ha iniziato a lucidarsi solo a fine giornata e tempie e guance rimanevano perfettamente opache fino al momento dello struccaggio. Ovviamente sarebbe stato assurdo continuare con lo stesso makeup e la stessa skincare routine, quindi ho messo da parte molti prodotti che utilizzavo abitualmente e ne ho scelti altri più adatti alla mia nuova quotidianità. Questa favola ha una grande morale: se in teoria appartenete a uno skin type, fate tutto giusto ma la vostra pelle tira, si unge, è sporca, proliferano imperfezioni eccetera, fermatevi e modificate qualcosa nella vostra routine!

GIULIA'S TIPS

Attenzione: cambiate uno o massimo due prodotti per volta. Diversamente, rischiereste di fare danni stressando eccessivamente la pelle, soprattutto se siete alle prime armi. Inoltre diventa difficile capire quale prodotto effettivamente vi ha dato risultati positivi, nulli o addirittura ha peggiorato la situazione.

Affrontiamo l'ultimo caposaldo, del quale tutti – anch'io, lo ammetto – siamo piacevolmente vittime:

3. NON dobbiamo farci CONDIZIONARE dalle INFORMAZIONI VIRALI

Non è sempre semplice capire che cosa c'è scritto sulle etichette dei prodotti che compriamo, nonostante la materia sia rigidamente legiferata. Al consumatore spesso arriva un'informazione confusa per vari motivi, uno di questi è che alcune tematiche beauty sono fortemente virali e le aziende cosmetiche le captano sfruttandole a loro favore, purtroppo non sempre nel modo più etico.

Il passaparola dell'informazione cosmetica, in particolare online, è stato una manna dal cielo per tutte le persone più o meno appassionate all'argomento, ma in qualche modo oggi più di ieri c'è un'enorme confusione: è diventato difficile capire il significato dei termini che troviamo sulle confezioni (a volte inventati, senza basi scientifiche); non ci fidiamo della sicurezza e dell'efficacia di alcuni prodotti; siamo portati a idolatrare alcuni ingredienti e a demonizzarne altri. In conclusione, dubitiamo della trasparenza dei prodotti cosmetici in commercio.

Un esempio lampante di queste dinamiche è la "questione

siliconi". C'è stata un'era online in cui il trend era quello di discriminare qualsiasi tipo di silicone dalla lista degli ingredienti di un prodotto. Trovare nell'INCI (*international nomenclature of cosmetic ingredients*, ovvero la lista degli ingredienti contenuti nel prodotto cosmetico) anche all'ultimo posto un piccolo e povero silicone bandiva il prodotto in questione: era tossico e nocivo, da eliminare! Ovviamente sto ironizzando, ma – al di là del perché vengono inseriti i siliconi all'interno di un prodotto, argomento che affronteremo tra poco – avete notato come hanno reagito le aziende cosmetiche a questa "silicon free revolution"? Ogni supermercato, farmacia e profumeria ha iniziato a essere tappezzato di scritte "senza siliconi", "silicon free", e così via! L'assenza di siliconi è diventata uno slogan, una trovata pubblicitaria in risposta a un'informazione virale commercialmente molto forte, sulla quale le aziende avevano capito di poter lucrare.

Secondo voi in Italia si possono vendere prodotti che contengono ingredienti nocivi? Ovvero non dermatologicamente sicuri (sicuri per la pelle)?

No, in Italia non è legale vendere prodotti che non siano dermatologicamente sicuri. Per essere immessi sul mercato, devono superare dei test in vitro (cioè in laboratorio) e in vivo (su volontari in normale stato di salute) che ne verificano la sicurezza.

Che cosa sono i siliconi? Che funzione hanno? Cosa viene inserito nei prodotti per sostituirli?

I siliconi vengono inseriti nelle formulazioni perché attribuiscono capacità importanti al prodotto: regalano morbidezza e setosità a pelle e capelli; sono fotostabili, quindi non si modificano con la luce del sole, e per questo sono inseriti in quasi tutte le protezioni solari; creano un film sulla pelle che limita l'evaporazione dell'acqua dall'epidermide.

Questa non è una caratteristica che tutti apprezzano, attribuendo ai siliconi la reazione di occlusione dei pori (che porta alla formazione di inestetismi quali punti neri, bianchi, brufoletti eccetera). Secondo studi scientifici però le due prerogative non sono correlate, quindi in realtà esistono siliconi che svolgono la loro azione filmogena senza occludere i pori mentre, se proprio vogliamo essere puntigliosi, ricerche confermano che alcuni oli naturali invece li ostruiscono. Ma non voglio addentrarmi oltre, perché servirebbero molte pagine per sviscerare la questione.

Tornando alla domanda da cui siamo partiti, per sostituire un ingrediente in un prodotto ci sono diverse strade. Tra queste una soluzione è inserire qualcosa di simile che svolga la stessa funzione ma che sia catalogato in modo differente. Dovendo però svolgere la stessa funzione è possibile che abbia effetti collaterali simili, quindi siamo punto e a capo. Un'altra soluzione è sostituire l'ingrediente con qualcosa che regali solo una parte delle funzionalità dell'ingrediente che deve sostituire ma, in questo caso, il prodotto finito risentirà della mancanza di alcune performance.

In definitiva, la risposta a questa domanda è veramente difficile. È un equilibrio sottile tra verità, funzionalità e marketing.

Prima sembrava che i siliconi fossero ovunque e ora sono spariti: ma allora erano davvero così necessari? E adesso lo stesso prodotto funziona come prima?

Dipende. Da consumatrice e lavoratrice nel settore, voglio poter scegliere di acquistare un prodotto con o senza siliconi rispetto all'utilizzo che ne devo fare. Talvolta preferisco la sicurezza di poter lavorare con prodotti siliconici super performanti, che mi regalano pelle e capelli liscissimi, mentre a volte preferisco prodotti che non creano pellicola sulla pelle con il rischio che vadano a occludere i pori o che filmino il cappello rendendolo incapace di assorbire i prodotti di trattamento.

Il mio sincero consiglio è quello di provare su di voi e scegliere di conseguenza la soluzione che soddisfa al meglio le vostre esigenze.

Ho fatto questa lunga digressione per ricordarvi che la motivazione rispetto all'acquisto di un prodotto deve essere personale e ponderata. Evitate di seguire la massa e il sentito dire, perché lo strillone può sfociare nella "silicon free revolution": l'industria cosmetica ha cavalcato l'onda del "senza siliconi" non perché fossero dannosi e/o sostituibili con sostanze migliori – mi spiace dirvelo – ma perché il terrorismo psicologico che si era creato rispetto ai siliconi è stato direttamente proporzionale all'incremento delle vendite dei prodotti con la scritta "silicon free" sul pack.

Prima di chiudere, almeno per adesso, questo argomento, vi riassumo qualche concetto che chiarisce un po' di dubbi rispetto all'informazione massiva:

- La legge italiana (che fa riferimento alla legislazione europea) definisce come cosmetici tutti qui prodotti che si applicano sulla superficie esterna del corpo e hanno l'obiettivo di pulire, profumare, modificare l'aspetto, proteggere e mantenere in buono stato. Tutte le sostanze che si inalano, ingeriscono, iniettano e innestano non sono prodotti cosmetici. I prodotti che acquistate al supermercato, in farmacia, in profumeria o nel salone estetico, se sono cosmetici e non medicinali hanno la stessa sicurezza.

- Dal 2013 è vietata in Europa la vendita di prodotti cosmetici testati sugli animali. Che troviate o meno sulla confezione la scritta "cruelty free" o l'immagine del coniglietto, nessun prodotto cosmetico può essere testato sugli animali.

• Gli ingredienti inseriti nella formulazione del prodotto devono essere integralmente dichiarati nell'INCI, elencati in ordine decrescente dal più presente al meno concentrato. Nulla può essere saltato, invertito o tenuto nascosto.

• Tutti i prodotti cosmetici devono essere dermatologicamente sicuri.

• Ogni funzione che un prodotto cosmetico promette di svolgere deve essere supportata da test in vivo o in vitro che la dimostrino. Un prodotto non può promettere di fare cose che non fa. Ma attenzione a questo punto: è importante conoscere il significato delle azioni cosmetiche, e per questo vi rimando al glossario (vedi in fondo al libro). Inoltre, controllate gli asterischi! A volte vengono inserite sulle etichette delle parole che non esistono ma hanno un forte impatto dal punto di vista commerciale. Detto brutalmente, vengono coniate delle parole complesse e bellissime che attribuiscono al prodotto capacità vicine al miracolo, ma in realtà non hanno alcun fondamento scientifico. Come fare per scovare la bufala? Sicuramente la parola miracolosa e poco comprensibile è seguita da un asterisco (sì, anche molto piccolo) che rimanderà da qualche parte sul pack per giustificare la vacuità del termine, con argomentazioni altrettanto vuote.

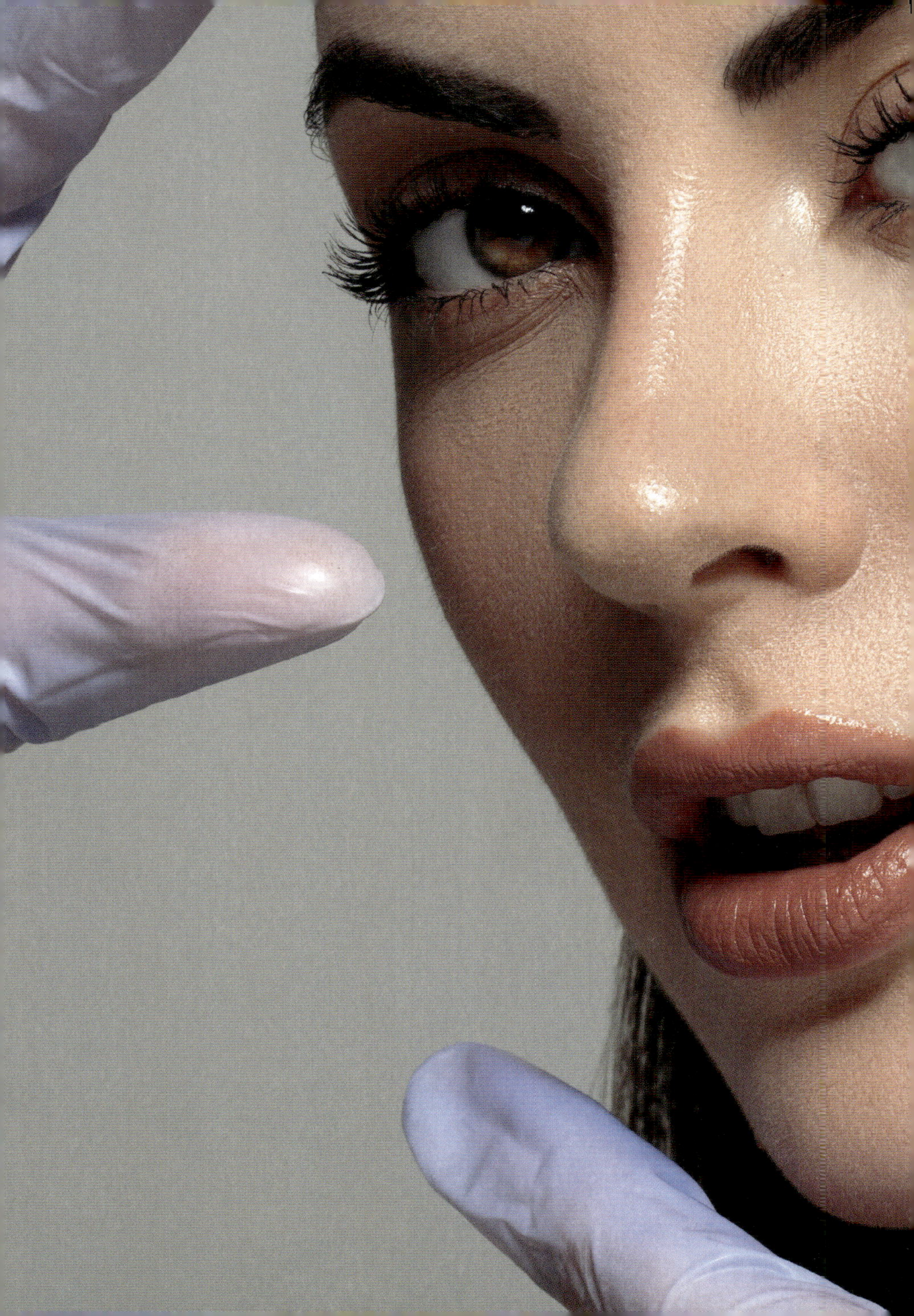

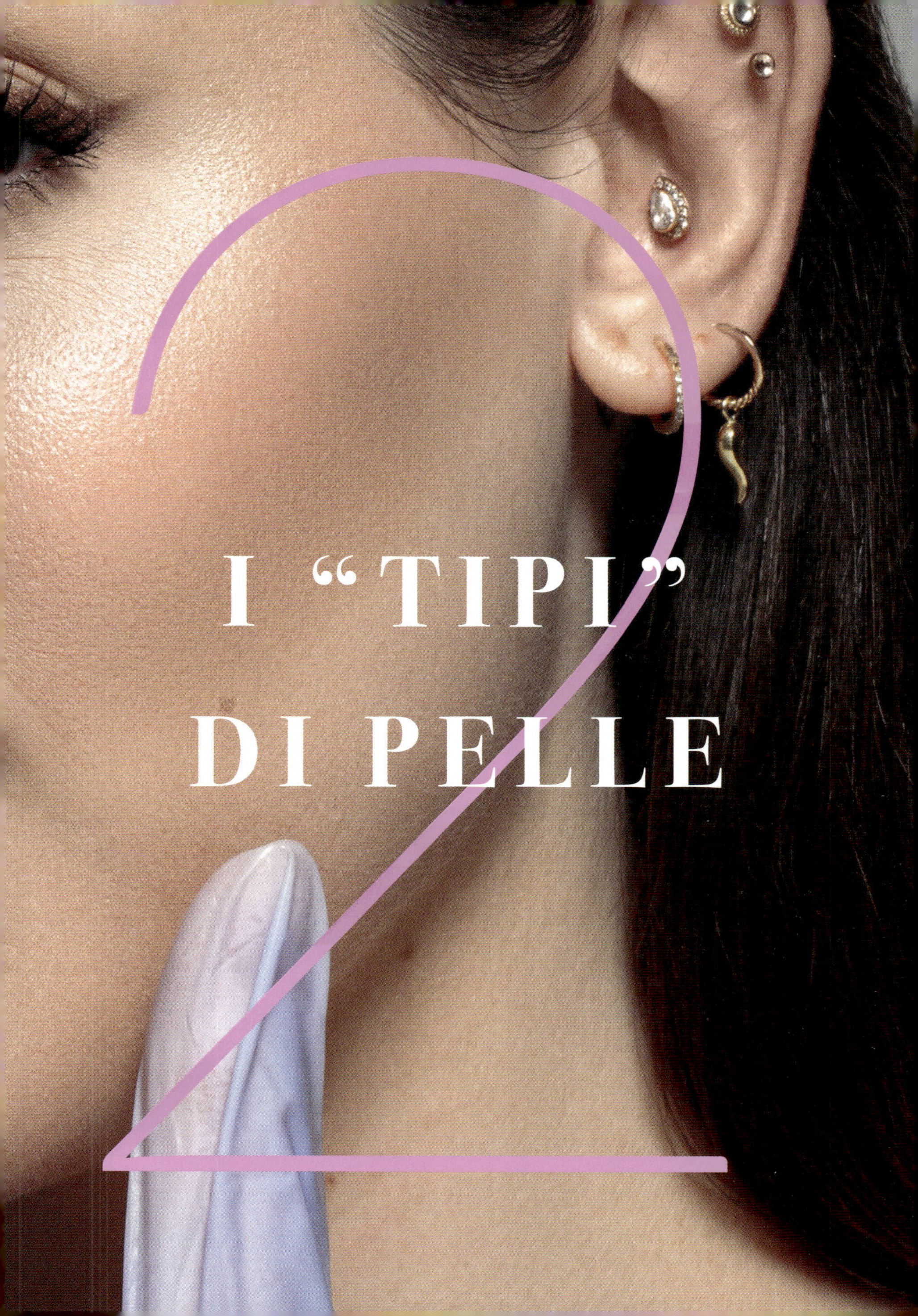

2
I “TIPI” DI PELLE

I "TIPI" DI PELLE

Ormai vi sarà chiaro che la pelle, per comodità intellettuale, è suddivisa in tipologie. In questo capitolo analizzeremo le caratteristiche di ogni skin type e il modo corretto di prendersene cura, perché possiate riconoscervi nella vostra tipologia e seguire alcune linee guida. Ricordate sempre, in ogni caso, i tre capisaldi del capitolo precedente.

Identificate il vostro skin type, provate a gestirlo secondo le indicazioni che vi fornisco e siate sempre vigili rispetto alla risposta da parte della pelle. Sensibilizzatevi, aprite gli occhi, osservate e se necessario fermatevi, riflettete e apportate i giusti cambiamenti alla vostra routine perché funzioni correttamente per la vostra pelle!

Pelle NORMALE

Si presenta compatta, elastica, levigata, senza pori dilatati; il colorito appare luminoso e uniforme, privo di rossori estesi o a zone; è forte e resiste ai cambiamenti interni ed esterni.

Se avete la fortuna di ritrovarvi in tali caratteristiche siete molto fortunati, vi dovrete preoccupare solo di preservare la vostra pelle in questo stato. È consigliabile detergerla, idratarla ed esfoliarla con costanza; inoltre, non è mai sbagliato concedersi una o due volta alla settimana una maschera come coccola.

Pelle SECCA

È caratterizzata da una carenza di acqua e lipidi.

I segnali che manda la pelle secca:

- aspetto opaco e spento;
- sensazione di poco comfort, pelle che "tira" (in particolare post detersione, doccia, bagno eccetera);
- rossori e irritazioni estesi o a zone;
- prurito e bruciore;
- texture irregolare e rugosa al tatto e alla vista;
- screpolature e desquamazione (scagliette bianche di pelle morta sollevate);
- segni di espressione evidenti simili a piccole crepe.

I prodotti per prendersi cura della pelle secca:

- detergente schiumogeno in crema, così da non alterare lo strato lipidico;
- tonico ricco: le formule lattiginose sono l'ideale per regalare istantaneamente comfort;
- essenza in gel e non liquida/acquosa, perché risulterebbe troppo leggera;

- siero dalla texture lattiginosa o oleosa (via libera agli oli, ce n'è bisogno!);
- crema molto nutriente, meglio le formule in burro e olio. L'importante è che come ultimo "strato" della skincare ci sia qualcosa che isoli l'acqua nella pelle, regalando protezione e una sensazione di benessere;
- contorno occhi molto ricco: è caratterizzato da una pelle più sottile rispetto al resto del viso e quindi necessita di maggiore attenzione;
- circa due volte alla settimana fare un peeling, ovvero il metodo più delicato per esfoliare, perché scioglie chimicamente le cellule morte senza l'esigenza di strofinare;
- usare regolarmente le maschere, classiche in tubetto o jar, da scegliere in texture ricche; se le preferite in tessuto, devono essere imbibite di formule "moussose" o cremose, non acquose perché anche in questo caso potrebbero essere troppo light.

GIULIA'S TIPS

ATTENZIONE: anche la pelle secca può avere zone "sporche", chiamate tecnicamente "impure", quindi con punti neri, punti bianchi, brufoletti e pori dilatati. Capiremo come gestire queste problematiche nelle prossime pagine, ma intanto tenete a mente che non bisogna cadere nel tranello impurità = pelle grassa = sgrasso per togliere le impurità. Ci tengo a sottolinearlo perché è uno degli errori più comuni che vedo fare e se già la pelle secca ha carenza lipidica, sgrassarla non farà altro che peggiorare la situazione!

Pelle DISIDRATATA

È una condizione temporanea e reversibile, che si manifesta quando la pelle ha una maggiore esigenza di "acqua".

Episodi di disidratazione possono capitare a pelli di ogni tipo.

Segnali:
- perdita di luminosità;
- sensazione di poco comfort, pelle che tira;
- leggera desquamazione su tutto il viso o in alcune zone;
- segni di espressione evidenti simili a piccole crepe.

Soluzione:
- detergente schiumogeno molto delicato: sono adatte tutte le texture in crema, mousse o gel, l'importante è che sia poco "lavante" rispettando al massimo l'epidermide, che deve tornare in una situazione di equilibrio;
- tonico, essenza, siero e crema in formule acquose, acqua-gel, gel oppure lattiginose, in generale light, che abbiano come obiettivo trattenere l'acqua nella pelle (dovete trovare la dicitura "idratante" sull'etichetta);
- contorno occhi in crema-gel o crema: qui la pelle, essendo molto sottile, potrebbe aver bisogno di una texture un po' più ricca rispetto al resto del viso per proteggere, idratare e nutrire a sufficienza;

- peeling e gommage due volte alla settimana circa, per esfoliare delicatamente;
- maschere – super consigliate – in tubetto o jar o in tessuto, e sleeping mask, con formule sempre light, in gel. Questi trattamenti intensivi aiuteranno la pelle a ristabilire rapidamente l'equilibrio di acqua nell'epidermide.

Pelle ASFITTICA

La pelle asfittica è caratterizzata contemporaneamente da lucidità e secchezza: poiché un anomalo strato di cellule morte non permette all'epidermide gli scambi corretti, i prodotti idratanti non penetrano bene e il sebo non fuoriesce come dovrebbe.

Segnali:

- sensazione di pelle secca (poco comfort), l'epidermide tira dopo la detersione;
- aspetto visibilmente untuoso e lucido;
- tono opaco e spento;
- presenza di impurità, come pori dilatati e punti neri.

Soluzione:

- detergente schiumogeno in qualsiasi texture, purché sia delicata; è importante che non sgrassi eccessivamente, perché la pelle asfittica ha già una buona produzione di sebo ed eliminare troppi oli rischierebbe di causare rebound sebaceo peggiorando la situazione;

- tonico, essenza, siero e crema in acqua, acqua-gel, gel ed emulsione: le texture light sono preferibili. I prodotti troppo ricchi causerebbero la formazione di ulteriore lucidità, impurità, pori dilatati eccetera. Anche se avete la sensazione di pelle che tira, secca, in realtà nella vostra epidermide ci sono oli a sufficienza ed è importane che non la sovraccarichiate;
- esfoliante due volte alla settimana, con costanza, per eliminare lo strato anomalo di cellule morte, ottenere un tono luminoso e permettere all'epidermide di effettuare gli scambi corretti. Preferite metodi delicati come peeling e gommage, dal momento che l'esfoliazione meccanica, ovvero lo scrub, risultando più impattante può causare rebound sebaceo, compromettendo ulteriormente la situazione;
- trattamenti mirati alternati: maschere purificanti sulle zone più "sporche" (con punti neri) e formule con attivi illuminanti e rivitalizzanti dalla texture light per migliorare l'aspetto complessivo della pelle.

Pelle MISTA

Semplificando… è come avere due skin type! La zona T tende a produrre più sebo, diventando lucida e impura; il resto del viso invece tende a essere normale, secco o grasso.

Ci si deve prendere cura della pelle mista con molta attenzione e sensibilità rispetto a come reagisce al cambio delle stagioni e ai prodotti che si utilizzano.

Segnali:

- la zona T/doppia T (ovvero fronte, naso, mento e guance) si lucida e presenta impurità come punti neri, bianchi e pori dilatati;
- tempie, contorno occhi e mandibola possono avere le caratteristiche dello skin type normale, secco o grasso ma queste – fortunatamente – si manifesteranno in modo blando.

Io ad esempio ho una pelle mista tendente al normale/secco, quindi la mia zona T si lucida e presenta punti neri, mentre il resto del viso è abbastanza in equilibrio, senza avere particolari esigenze. Ma se mi detergo con prodotti troppo sgrassanti o non idrato a sufficienza, la pelle a partire dalle guance mi "tira" e con il tempo inizia a manifestare le problematiche dello skin type secco. Per questo dovete concentrarvi nell'ascoltare ogni giorno che cosa la vostra pelle vi vuole comunicare.

La pelle mista deve essere gestita in modo diverso a seconda della zona: non lasciatevi scoraggiare da una routine un po' più complessa, provateci! Per esperienza, chi ha seguito questi consigli ha risolto in pochi giorni disagi che si trascinavano da tempo.

Soluzione:

- detergente schiumogeno in mousse o gel delicato per eliminare il sebo in eccesso senza sgrassare eccessivamente;
- tonico, essenza e siero vanno scelti sulla base dell'inclinazione della vostra pelle mista; quindi, a seconda che tenda più allo skin type grasso, normale o secco, devono essere scelti rispettivamente in texture acqua, acqua-gel, gel, o lattiginosa;
- crema in emulsione, texture non molto diffusa in occidente ma che è una vera manna dal cielo per le pelli miste: risulta idratante e leggermente nutriente ma non unta, quindi riesce a sigillare e proteggere il viso senza lucidare;
- contorno occhi in crema, perché la pelle sottile e delicata di questa zona necessita di protezione;
- peeling, gommage o scrub – a seconda del livello di sensibilità della vostra pelle – due volte alla settimana circa;
- maschere, super consigliate. Alternate formule purificanti a texture idratanti e sporadicamente nutrienti (solo se la vostra pelle ve lo chiede). Vi consiglio, anche in questo caso, di gestire il viso a zone: un trattamento mirato purificante su zona T/doppia T, e idratante o nutriente sul resto del viso in base all'esigenza.

Pelle GRASSA

Produce molto sebo e non lo trattiene. Una nota positiva? Essendo ricoperta di sebo, la pelle risulta più protetta, quindi i segni del tempo tendono a manifestarsi più lentamente!

Segnali:

- lucidità e oleosità costante;
- possibile presenza di imperfezioni;
- pori dilatati (perché è da questi che fuoriesce l'iperproduzione di sebo); se la produzione extra di sebo è molto intensa, la pelle può arrivare ad avere un aspetto non regolare e levigato ma "a buccia d'arancia".

Soluzione:

- detergente schiumogeno con texture in gel per eliminare l'eccesso di sebo. Attenzione a non sgrassare troppo, il rebound sebaceo è sempre dietro l'angolo;
- tonico, essenza, siero e crema molto leggeri: le formule consigliate sono acquose, acqua-gel e gel per non fare evaporare l'acqua dalla pelle e allo stesso tempo contrastare la lucidità del viso. Evitare oli, burri e creme; le creme-gel possono essere adatte nel periodo invernale;
- contorno occhi lattiginoso, perché la pelle sottile e delicata di questa zona necessita di protezione, ma è bene comunque non rischiare di appesantire con texture ricche;

- peeling, gommage o scrub – a seconda del livello di sensibilità della vostra pelle – due volte alla settimana;
- maschere, consigliatissime. Classiche in tubetto o jar, o in tessuto dalle texture light acqua-gel, alternate a formule che vadano a equilibrare la produzione di sebo.

Pelle ACNEICA

È la tipologia di pelle più complessa da gestire perché presenta contemporaneamente differenti problematiche. Inoltre – elemento da non sottovalutare – spesso provoca disagio.

Può essere causata da fattori interni o esterni ed è quindi sempre consigliabile il consulto di un dermatologo, endocrinologo o nutrizionista, in base alla fonte del problema.

Segnali:
- impurità e imperfezioni come punti neri e bianchi, brufoli, papule o pustole;
- rossori estesi o a zone, causati dai brufoli, che sono pelle infiammata;
- probabile disidratazione a zone: questa è la conseguenza alla reazione più comune di chi ha la pelle acneica, ovvero detergerla in modo estremo e limitare l'idratazione con la falsa credenza che togliendo ogni traccia di olio non fuoriescano altre imperfezioni. Assolutamente sbagliato! Le zone

disidratate si screpolano, irritandosi, e si sommano allo stato infiammatorio dei brufoli.

Soluzione:

- detergente schiumogeno extra delicato, non troppo lavante e che contenga attivi antibatterici. Il suo utilizzo è essenziale, perché rimuovendo la "sporcizia" e i batteri dal viso è meno probabile che si creino nuove imperfezioni (brufoli). Mai eccedere nella pulizia e sgrassare troppo: creereste ulteriore squilibrio e comparirebbero nuove problematiche;
- tonico, essenza, siero e crema in texture acqua, gel, crema-gel o emulsione, in base a come "sentite la pelle". È importante che le formule contengano attivi lenitivi, antibatterici e antisettici per mitigare le zone irritate (con i brufoli) e tenere la pelle pulita da batteri e microrganismi patogeni che provocano la formazione di nuove imperfezioni;
- contorno occhi da scegliere in gel, crema-gel, emulsione o crema, in base alle esigenze della zona;
- esfoliazione da effettuare solo quando la pelle non è estremamente irritata, con prodotti molto delicati: la formula più adatta è il peeling. Mai strofinare particelle esfolianti (gommage e scrub) sui brufoli, che sono zone irritate e infette. Per capirci meglio, su un graffio con un po' di pus nessuno si sognerebbe di strofinare qualcosa, quindi perché farlo sulle imperfezioni? Ricordatevi che il viso può essere esfoliato a zone, quindi se proprio non resistite, saltate i brufoli;

• trattamenti mirati: sono una manna dal cielo per mitigare irritazioni e rossori. Le maschere, in particolare in tessuto, spengono visibilmente le chiazze rosse migliorando la situazione e facendovi sentire più a vostro agio. Non eccedete nell'utilizzo di maschere purificanti – come già spiegato, non è seccando le imperfezioni che le eliminiamo – ma una ogni tanto può regalare risultati positivi. Mai usarle su acne irritata e più di una volta alla settimana.

GIULIA'S TIPS

Per concludere il discorso sulla pelle acneica, ricordate: **mai** schiacciare i brufoli! Spesso durante l'auto-spremitura la pelle si "rompe", perché le vostre unghiette tagliano, e quelle micro lacerazioni sono future macchie che vi rimarranno sul viso. Inoltre, facendo fuoriuscire il contenuto del brufolo contaminerete tutta la pelle circostante (che già non è in condizioni ottimali) con i batteri che a loro volta provocheranno la formazione di nuovi brufoli.

Mai toccare il viso con le mani, perché i batteri e la sporcizia che portate sull'epidermide causano la comparsa di nuove imperfezioni.

È sconsigliato fare la pulizia del viso, potrebbe risultare troppo aggressiva: vapore caldo, esfoliazione profonda e spremitura su una pelle in stato infiammatorio rischierà di farla "arrabbiare" ancora di più, portando inevitabilmente alla fuoriuscita di nuove imperfezioni. Consiglio personale… meglio non rischiare!

Essenziale applicare la protezione solare (questo vale per tutti i tipi di pelle, e torneremo sull'argomento, ma in particolare per quella acneica). L'epidermide irritata, assottigliata o addirittura lacerata dalle imperfezioni, quando è colpita dal sole si macchia molto facilmente. Per limitare questo fenomeno dovete applicare la protezione solare: in commercio al giorno d'oggi si trovano texture molto light, come gel o crema-gel, quindi non avete scuse.

Pelle SENSIBILE

Tutti i tipi di pelle possono essere sensibili. Questo accade quando la barriera che protegge l'epidermide non è in equilibrio e non riesce a svolgere la sua funzione, diventando di conseguenza più soggetta alle aggressioni del mondo esterno.

Segnali:

- può presentarsi sottile e trasparente;
- si arrossa facilmente;
- è suscettibile agli sbalzi termici, ad esempio si arrossa se entrate in un locale d'inverno, quando praticate sport eccetera;
- si infiamma per sfregamenti ma anche sfioramenti, come quando vi struccate;

- può avere reazioni estreme se utilizzate prodotti aggressivi o anche semplicemente "troppo efficaci".

Soluzione:

- prodotti iper delicati per la detersione schiumogena. Molto adatte le formule in crema e i "saponi senza sapone", che puliscono ma non compromettono ulteriormente lo strato protettivo della pelle;
- tonico, essenza, siero e crema più o meno corposi, in base alle esigenze dello skin type; preferite prodotti con principi attivi volti a rinforzare la pelle e a proteggerla, evitando quelli che contengono alcol, presente in tantissime formulazioni cosmetiche;
- contorno occhi da scegliere in gel, crema-gel, emulsione o crema in base alle esigenze della zona;
- gommage o, ancora meglio, peeling per l'esfoliazione. Assolutamente da evitare lo scrub;
- maschere almeno due volte alla settimana, per lenire e rinforzare la pelle. Per comodità potete sfruttate l'azione delle sleeping mask (maschere notturne), al posto della crema alla sera. Durante la notte il corpo si rigenera ed è propenso e ricettivo rispetto ai prodotti che applichiamo: la pelle sensibile, che ha bisogno di maggiore forza e protezione, deve sfruttare questo momento della giornata!

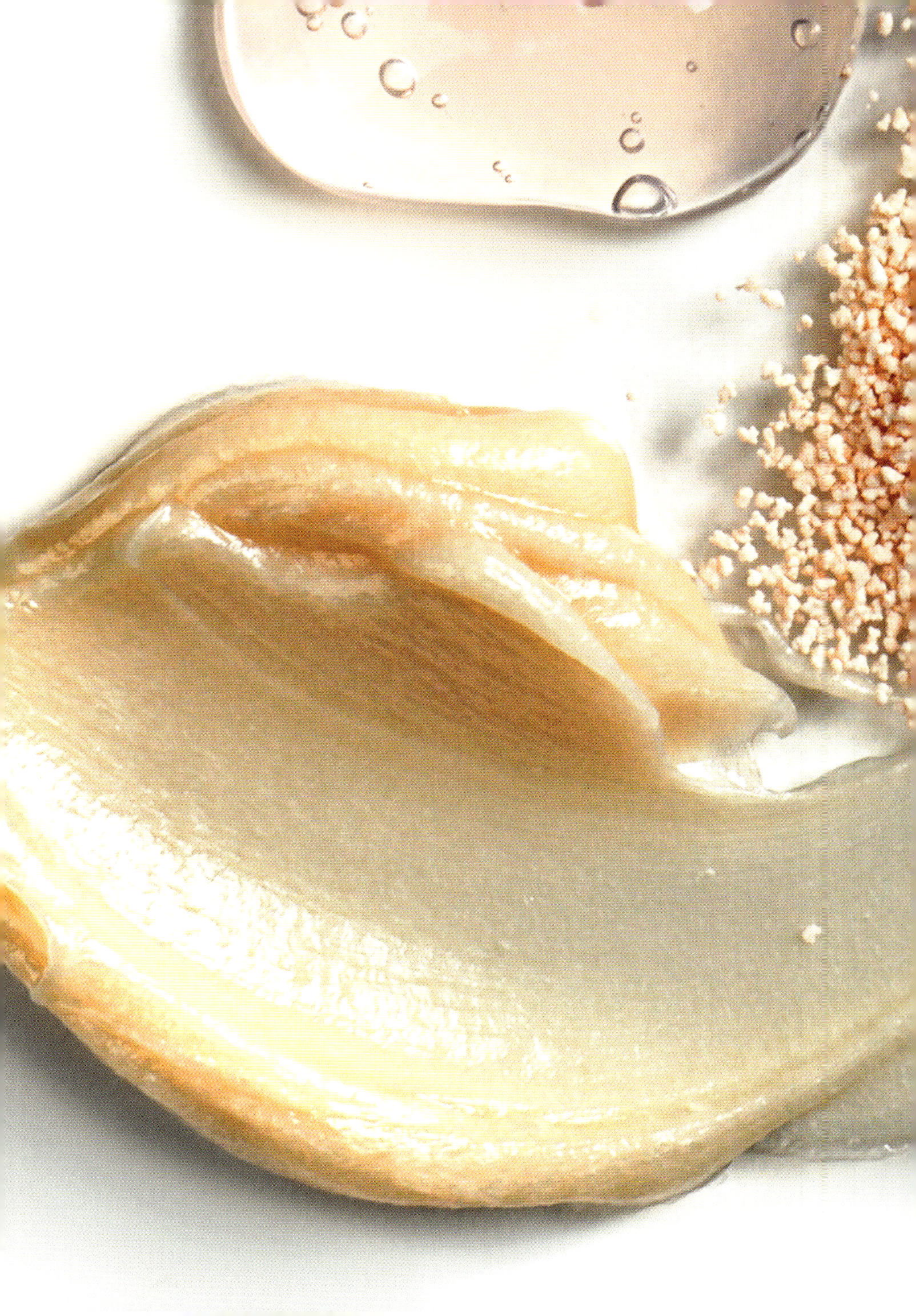

3

I PRODOTTI PER LA CURA DELLA PELLE

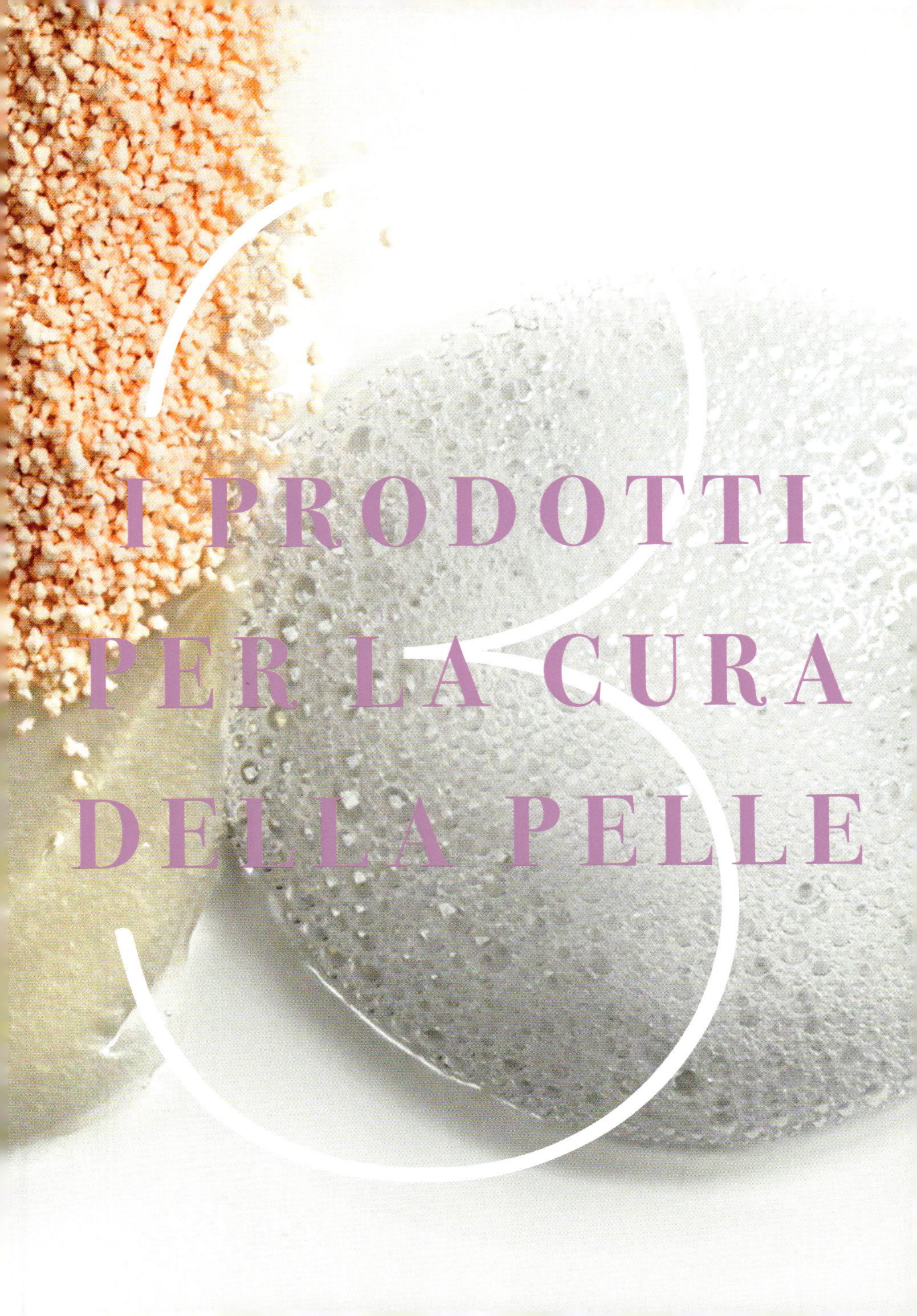

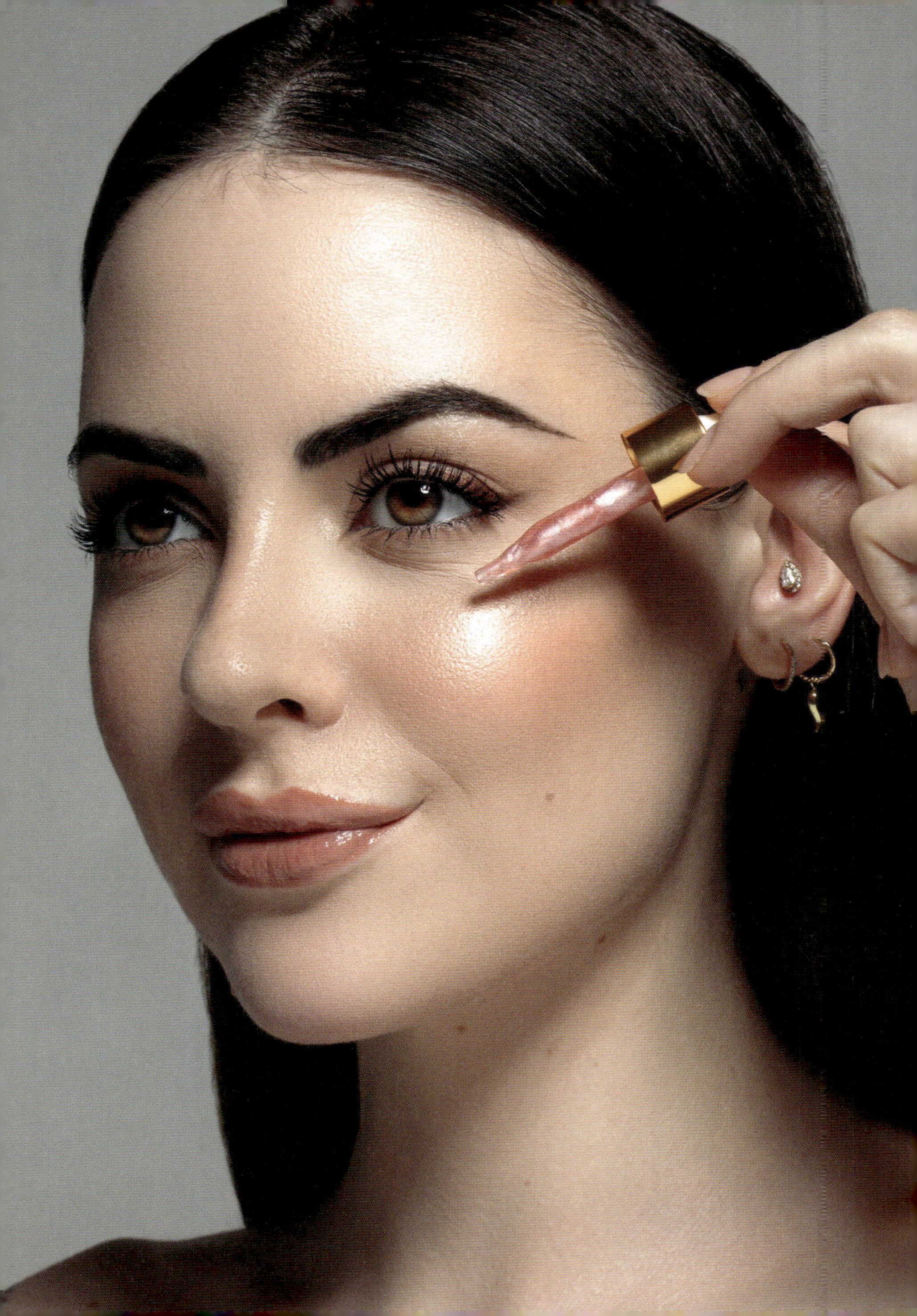

IL ROSARIO DELLA SKINCARE

Ora che abbiamo le informazioni di base per riconoscere il nostro tipo di pelle possiamo finalmente fare shopping di prodotti skincare!

In questo capitolo vedremo quali prodotti possiamo trovare in commercio e per quali esigenze sono pensati, affinché riusciate a comprare ciò che è veramente meglio per voi: l'acquisto deve essere un regalo che facciamo a noi stessi, non un inutile sperpero di tempo e denaro. È importante selezionare una skincare routine giusta, perché sbagliare in questa fase è rischioso: potreste scegliere prodotti non efficaci o addirittura peggiorare e danneggiare la vostra pelle.

Ecco tre semplici test che potete fare per capire il vostro skin type. Li ho inseriti in questo punto del libro perché sono sicura che leggendo le pagine precedenti avrete pensato di avere tutti i problemi che caratterizzano ogni tipo di pelle. Ovviamente non è possibile! Per un'autoanalisi corretta bisogna essere oggettivi e non lasciarsi trascinare da complessi e paturnie personali. Sì, questo punto vuole essere una doccia fredda per farvi capire la differenza tra realtà e fantasia, quindi concentratevi, occhi aperti pronti a osservare, via con i test e poi date una rilettura al capitolo precedente... questa volta al paragrafo dedicato al vostro *reale* skin type!

Test n° 1: L'ACQUA non MENTE

1. Lavate il viso solo con acqua fresca, senza nessun detergente.
2. Tamponatelo (mai strofinarlo) con l'asciugamani.
3. Non applicate nulla, aspettate un'ora e osservate attentamente allo specchio con una buona illuminazione:

- Alla vista il viso è opaco e spento; quando fate espressioni come ridere o corrugare la fronte la pelle si increspa, tira e si arrossa → la vostra pelle è secca.
- La zona T si lucida; il resto del viso non vi dà particolare fastidio oppure tira → la vostra pelle è mista.
- Tutto il viso inizia a ricoprirsi di uno strato sottile di olio in superficie → la vostra pelle è grassa.
- Non avete particolari fastidi e alla vista la pelle appare in buono stato → la vostra pelle è normale.

Test n° 2: Velina VERITÀ

1. Lavate il viso solo con acqua fresca, senza nessun detergente.
2. Tamponatelo (mai strofinarlo) con l'asciugamani.
3. Non applicate nulla, attendete un'ora e prendete una velina (i tovagliolini per le brioche dei bar funzionano perfettamente per questo scopo). Premetela sul viso a zone e osservate il risultato:

- Tamponando tutte le zone del viso, la velina rimane asciutta → la vostra pelle è secca.
- Tamponando guance e tempie è asciutta e si bagna di sebo quando passate sulla zona T → la vostra pelle è mista.
- Tamponando ogni zona del viso si bagna di sebo → la vostra pelle è grassa.
- Tamponando ogni zona del viso è praticamente asciutta o al massimo riporta dei leggeri aloni bagnati di sebo → la vostra pelle è normale.

Test n° 3: OBIETTIVO comfort

Ascoltate la vostra pelle, il mix dei prodotti giusti dovrebbe farvi provare una semplice e sana sensazione di comfort! Non dovreste sentire tirare, bruciare, pesantezza, untuosità non solo al termine della skincare routine, ma nemmeno dopo uno dei prodotti che la compongono. Imparate a "toccare" i prodotti con la pelle: se avvertite sensazioni poco piacevoli probabilmente state utilizzando qualcosa che al vostro viso non piace, quindi accantonatelo.

Inoltre, se vi siete innamorati di un prodotto non è detto che questo possa accompagnarvi nei mesi e ancora meno negli anni. Come abbiamo detto, la pelle è un organo, cambia in base a fattori interni ed esterni (stagione, temperatura eccetera) e nel tempo, quindi è impossibile utilizzare sempre lo stesso mix di prodotti. Io, ad esempio, tra l'estate e l'inverno modifico tutti i prodotti della mia routine; non li butto, scadenze permettendo, ma li metto da parte per sfruttarli l'anno successivo.

È importante, infine, avere la consapevolezza che se un prodotto piace a tutti non è detto che funzioni anche per il nostro viso. È inutile cercare di convincerla, la pelle non è semplice da raggirare: se il prodotto non va, non va! Meglio optare per qualcos'altro.

Vediamo ora i prodotti da utilizzare per una perfetta skincare routine, elencati nell'ordine di utilizzo. Questi step dovete ripeterli mattina e sera, per questo mi piace definirlo "il rosario della skincare". Sembrano molti passaggi, ma in realtà se nel vostro bagno posizionate i prodotti nel giusto ordine, una volta che avrete ingranato – giuro – ci metterete circa quattro minuti a fare tutto, quindi… iniziamo!

FASE 1: IL DETERGENTE OLEOSO

Questo primo importante step serve a sciogliere il makeup in modo efficace ma non aggressivo. Massaggiate il detergente oleoso prima sul viso, passate poi alla zona del contorno occhi e terminate con le ciglia, con movimenti circolari, energici ma leggeri e delicati: questo permetterà al prodotto di sciogliere tutto senza aggredire la pelle.

È essenziale ripetere questa operazione, in modo più veloce, anche al mattino, perché il detergente oleoso aiuta a sciogliere il sebo sedimentato sul viso durante il riposo notturno. Aiutiamo la pelle a disfarsi di ciò di cui non ha bisogno per avere pori più puliti, evitarne la dilatazione e la formazione di punti neri e bianchi.

Anche le pelli miste e grasse devono utilizzare il detergente oleoso?

Assolutamente sì.

Non si ungeranno di più?

No! Il detergente oleoso deterge per affinità: detto semplicemente, l'olio scioglie il "grasso" con cui entra in contatto. Le pelli miste e grasse troveranno presto giovamento da questo step, anzi è consigliabile insistere con il massaggio nelle zone più "unte" (solitamente fronte, naso e mento), affinché il detergente oleoso possa sciogliere al meglio il sebo in eccesso prodotto naturalmente dalla pelle.

Devo utilizzare questo step anche se non mi trucco?

Anche in questo caso la risposta è sì. Il detergente oleoso scioglie la "sporcizia" (come smog e protezione solare) che altri prodotti non riescono a eliminare; capite bene che questi elementi non devono sedimentare sulla nostra pelle troppo a lungo perché rischierebbero di occluderla.

Una volta massaggiato il detergente oleoso abbiamo differenti opzioni:

- Passare direttamente allo step del detergente schiumogeno senza sciacquare l'olio con acqua. È ciò che faccio io solitamente. In questo modo non si interrompe il processo di "detersione" messo in atto dai prodotti e tutto risulta efficace, delicato e veloce.
- Risciacquare il detergente oleoso con acqua e poi applicare il detergente

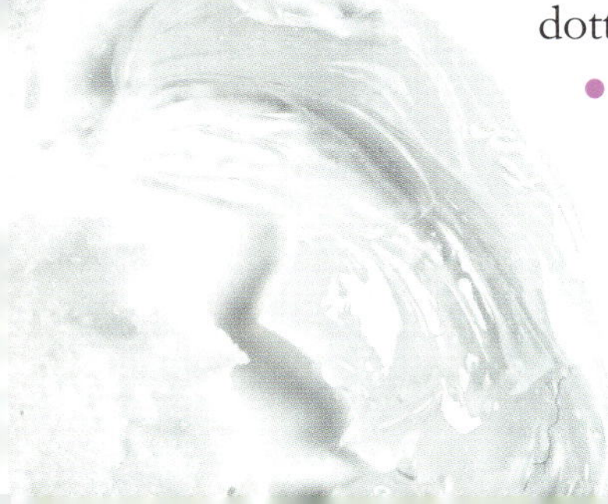

schiumogeno. Questa tecnica non mi piace particolarmente, trovo che la detersione diventi troppo aggressiva. Lavare il viso troppe volte, anche solo con acqua, impoverisce la pelle che a lungo andare rischia di sensibilizzarsi e stressarsi.

- Rimuovere il detergente oleoso con un panno in microfibra e saltare lo step del detergente schiumogeno. Anche questo metodo personalmente non lo amo molto. Il rischio è di aggredire la pelle con il panno in microfibra per disattenzione – in velocità è un attimo strofinare troppo – e perché il panno si usura: non è così facile capire quando diventa troppo abrasivo e quindi è ora di cambiarlo. Inoltre, passare il panno in microfibra comporta sempre una leggera esfoliazione meccanica che, a mio parere, può sensibilizzare e stressare la pelle. Nulla credo sia più delicato delle nostre mani. Comunque, dovete provare le diverse opzioni sulla vostra pelle e ascoltarla per capire che cosa funziona meglio per il vostro viso.

In commercio possiamo trovare detergenti oleosi sotto forma di oli o burri. Sembrano tutti uguali, ma non è così! È importante leggere bene sull'etichetta per quale tipologia di pelle sono pensati. Possono contenere ingredienti nutrienti, idratanti, lenitivi, seboregolarizzanti, antibatterici a seconda dello skin type per il quale sono studiati. Prendete sempre come riferimento il capitolo precedente e riguardate di che cosa ha bisogno il vostro tipo di pelle; quell'esigenza deve essere scritta sul pack del prodotto che scegliere di acquistare.

FASE 2: IL DETERGENTE SCHIUMOGENO

Questo step serve per eliminare gli elementi che il detergente oleoso, lavorando solo per affinità, non riesce rimuovere. In pratica, il detergente schiumogeno porta via il resto dello "sporco" (come polvere, sudore e residui di makeup) per contrasto. È fondamentale utilizzarlo per terminare il processo di pulizia in modo efficace ma delicato.

Basterà un breve periodo di utilizzo di questa tecnica, chiamata "doppia detersione" – dall'utilizzo di due metodi per la detersione – e noterete grandi miglioramenti in termini di pulizia, luminosità, uniformità e in generale di benessere della pelle.

In commercio possiamo trovare il detergente schiumogeno sotto forma di texture in gel, in mousse o in polvere.

Spesso i gel sono più "sgrassanti", quindi si adattano meglio alle pelli grasse e miste. Le mousse risultano delicate e idratanti, quindi perfette per le pelli secche, sensibili, asfittiche, miste e acneiche. Infine le polveri, che miscelate con acqua si trasformano in una soffice schiumetta, hanno generalmente anche una delicata azione esfoliante, quindi sono molto adatte alle pelli spesse o spente di qualsiasi tipologia, meno a quelle più sensibili.

Ci tengo fortemente a precisare che queste sono linee guida generali. Dovete sempre leggere attentamente l'etichetta per capire se il prodotto che volete acquistare potrebbe adattarsi al vostro tipo di pelle, rispettandola e soddisfacendone le esigenze!

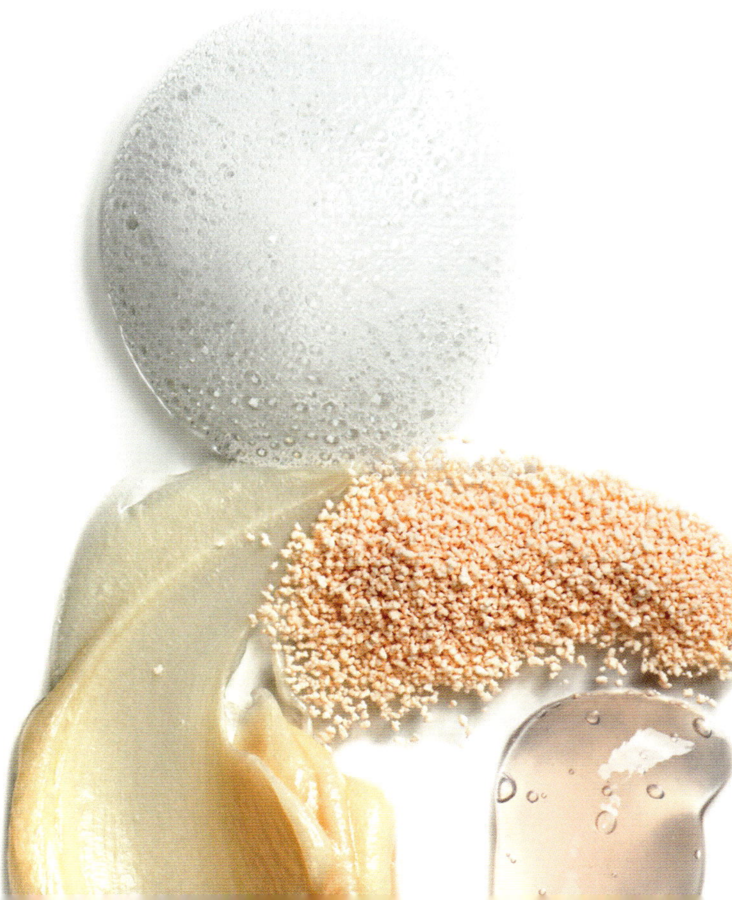

FASE 3: IL TONICO

È ora di iniziare a reidratare la pelle… quindi eccoci arrivati al tonico!

Ci sono differenti scuole di pensiero dietro alla specifica utilità del tonico. A lungo è stato utilizzato per rimuovere i residui di latte detergente, molti dicono che vada a riequilibrare il PH della pelle dopo la detersione… io non sposo nessuna di queste teorie.

Rispetto alle mie conoscenze e alla mia esperienza personale, il tonico è il primo step dell'idratazione. Dopo la detersione, il tonico inizia a reidratare la pelle supportando il film idrolipidico, che potrebbe essersi indebolito o intaccato durante la doppia detersione, permettendogli di tornare a svolgere la sua azione protettiva nel modo corretto.

Come tutti gli step, anche il tonico ha un compito principale, ovvero iniziare a reidratare, e poi, in base al prodotto che scegliamo di acquistare, può svolgere ulteriori azioni specifiche. In commercio esistono svariati tipi di tonici: idratanti, lenitivi, illuminanti, astringenti, esfolianti, seboregolarizzanti eccetera, e devono essere scelti correttamente in base alle esigenze della propria pelle. Fidatevi, anche se sembra un'acquetta leggera e innocente, il tonico va scelto con attenzione perché ha un ruolo fondamentale per il benessere della vostra epidermide!

Siate dinamici nell'utilizzo dei prodotti così come lo è il vostro viso. Se dopo la detersione ho la pelle stressata, io scelgo un tonico lenitivo (ad esempio con aloe o camomilla); se è un periodo in cui il viso è capriccioso, opto per un prodotto che abbia estratti antibatterici (come tea tree o zinco); se mi sento grigia e stanca ne prediligo uno per esfoliare e illuminare (magari con acido glicolico, salicilico o vitamine). Il mercato offre svariate opzioni che vi possono aiutare, basta fermarsi, riflettere e scegliere il mix perfetto di prodotti!

Per orientarvi negli acquisti versate il tonico che vorreste comprare sul dorso della mano e studiatene la formulazione. Se si assorbe velocemente, è fresco, leggero e arricchito con ingredienti seboregolarizzanti, sarà perfetto per le pelli grasse.

Le formule acquose "ricche" che si assorbono più lentamente sono invece maggiormente indicate per le pelli miste e, se contengono attivi lenitivi, potrebbero giovare a chi soffre di acne.

Le texture lattiginose sono essenziali per chi ha uno skin type secco, mentre mi sento di consigliare alle pelli miste di farne uso solo di sera (applicate al mattino, con il passare delle ore potrebbero lucidare il viso). Anche in questo caso vi parlo di linee guida generali, cosa è riportato sull'etichetta e la reazione che ha la vostra pelle all'utilizzo del prodotto non mente mai, quindi: sperimentate!

Come applicare il tonico? Io consiglio sempre di utilizzare semplicemente le mani: come vi ho già detto, nulla è più delicato delle vostre dita. Erogate la giusta quantità di prodotto nei palmi e tamponate velocemente la formula sul viso: non strofinate, o rischierete di stressare inutilmente la pelle.

Secondo il mio parere personale, il classico dischetto di cotone, giorno dopo giorno, può irritare perché crea una lievissima esfoliazione quotidiana assolutamente non necessaria. Inoltre nel nostro piccolo abbassiamo l'impatto ambientale: è un gesto che possiamo fare senza il cotone, perché non provare?

FASE 4: L'ESSENZA

Questo prodotto da noi in Occidente è ancora poco conosciuto, mentre fa parte della tradizione orientale. Io l'ho inserito da più di un anno nella mia routine e penso che faccia la differenza, tanto che quando lo salto per un periodo prolungato di tempo la mia pelle ne risente.

Mi sento di fare una piccola digressione rispetto alla teoria del *layering*, ovvero la "stratificazione" dei prodotti skincare, che rappresenta un caposaldo delle routine di bellezza orientali. Sembra un intreccio di passaggi lungo e complesso che fa perdere tempo e non si capisce se funzioni o meno, ma in realtà è molto semplice: i prodotti vanno sovrapposti dalla formulazione più leggera/liquida/acquosa alla texture più pesante/ricca/corposa, affinché tutti penetrino nel modo corretto. Oltre allo spessore della formula, l'altra attenzione che si deve avere è di scegliere prodotti che non entrino in contrasto l'uno con l'altro, annullandosi reciprocamente l'efficacia, oppure che uniti non risultino

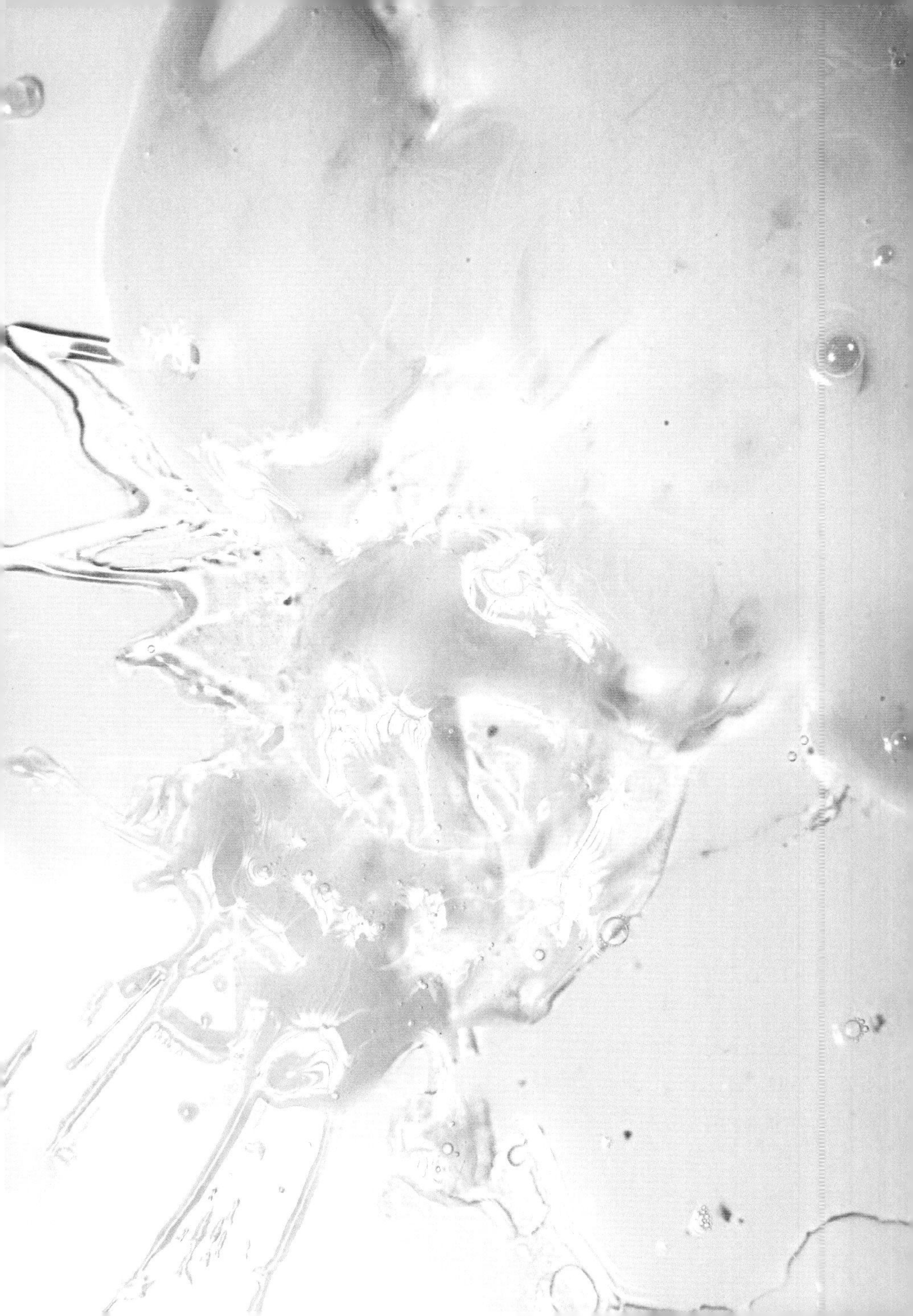

troppo aggressivi: se sono qui a ripetervi pagina dopo pagina di essere delicati, sfiorare la pelle con le dita, non strofinare il viso con l'asciugamani… è ovvio che vi vieto di usare detergente + tonico + essenza + siero tutti con un'azione esfoliante, no? Be', ora lo sapete!

Personalmente, da quando stratifico i prodotti la mia pelle è migliorata radicalmente. Scegliere texture sottili con obiettivi "semplici" mi aiuta a orientarmi nello shopping (vedi schema riassuntivo a fine capitolo) e la mia pelle riesce ad assorbirli al meglio. Per intenderci, no alle classiche trovate commerciali: latte detergente 3 in 1 che strucca, tonifica e idrata. Devo ancora capire come un'unica formulazione possa svolgere tre azioni cosmetiche opposte contemporaneamente.

Prima di approcciarmi al layering avevo sempre due sensazioni: di "non dare" abbastanza alla pelle, che quindi tirava e non aveva un bell'aspetto, oppure di "dare troppo", con la conseguente sensazione di pesantezza e occlusione. Come sempre la pelle è vostra e sta a voi sentire come reagisce, quindi se vi ritrovate nelle sensazioni che vi ho raccontato date una chance al layering, sono sicura che non rimarrete delusi!

Tornando all'essenza, l'obiettivo di questo step è duplice: far penetrare al meglio i prodotti che si applicano successivamente (perché funziona come "veicolante") e rallentare l'invecchiamento cutaneo. La maggior parte delle essenze, infatti, contiene come primo ingrediente principi attivi con una forte azione anti-age; spesso la semplice acqua è sostituita per esempio da acqua di fiordaliso o acqua di betulla per le forti proprietà anti-età di questi elementi.

Dato il posizionamento di questo step nella skincare routine, solitamente le formulazioni delle essenze sono molto leggere: poco più spesse dei tonici, ma più light dei sieri. Il criterio nella scelta è sempre lo stesso: texture simili alla consistenza dell'acqua sono adatte alle pelli oleose; i gel funzionano per le pelli miste; le formule lattiginose sono perfette per le pelli secche. Per rispettare la teoria del layering ricordatevi che l'essenza che sceglierete dovrà essere più spessa del tonico che avete già fatto assorbire e più sottile rispetto al siero che applicherete successivamente.

L'essenza si stende semplicemente come un tonico, basta versarne la giusta quantità nel palmo delle mani e tamponarla sul viso.

FASE 5: IL SIERO

È ora di "curare" la nostra pelle, quindi eccoci finalmente arrivati al siero. È proprio questo il criterio con il quale dovete sceglierlo: è la parte "curativa" della skincare routine e va selezionata in base alla problematica principale della vostra pelle – ricordandoci sempre che stiamo parlando di cosmetici e non di farmaci.

Ma perché il siero è così potente? È formulato con un'altissima concentrazione di principi attivi e ha una struttura molecolare piccola e sottile. Queste caratteristiche gli permettono di essere assorbito in modo semplice dalla pelle e penetrare più in profondità. Infatti quando lo stendiamo, passati pochi secondi dall'applicazione, la sensazione è che la pelle si sia "bevuta" tutto il prodotto. Vi è mai capitato? In realtà è stato assorbito correttamente dal viso ed è andato a posizionarsi nel punto giusto della pelle, dove può svolgere la sua funzione curativa.

Orientatevi nei negozi secondo questo criterio: individuate la problematica più rilevante della vostra pelle e selezionate il siero che la può risolvere. Presenza di segni del tempo? Bi-

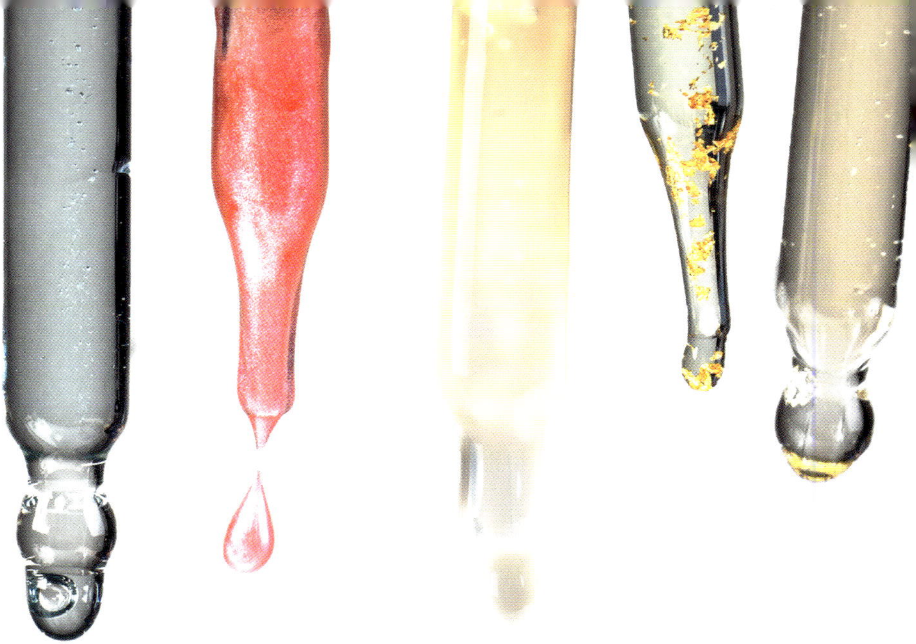

sogno di idratazione? Tante impurità o imperfezioni? Queste sono alcune delle domande che dovete porvi prima di procedere con l'acquisto.

Ovviamente anche i sieri hanno svariate consistenze, dai leggeri in acqua ai più spessi in gel fino ai più ricchi in olio. Il siero giusto deve essere l'incontro tra la soluzione della vostra problematica e la texture che si addice al vostro skin type.

Posso usare solo il siero o solo la crema?

La risposta è no. Il siero ha una struttura molecolare molto sottile e penetrando maggiormente nella pelle lascia "scoperto" lo strato più superficiale, non proteggendolo dalle aggressioni del mondo esterno e permettendo l'evaporazione dei prodotti applicati fino a ora e dell'acqua. Allo stesso tempo la crema, essendo più spessa, non riesce a penetrare a fondo, quindi avremo, sì, l'azione "sigillante" e protettiva, ma non quella curativa del siero, fondamentale perché ci aiuta a risolvere le problematiche del nostro skin type.

Una mia insegnante, per farmi comprendere al meglio il legame siero-crema, mi raccontava che possiamo paragonare questi step agli indumenti: il siero è l'intimo e la crema sono i vestiti, quindi, certo, possiamo anche uscire senza l'uno o l'altro… però è meglio usarli entrambi!

FASE 6: CONTORNO OCCHI

La pelle nella zona del contorno occhi è strutturalmente più fine, delicata e ha esigenze diverse rispetto al resto del viso, quindi è bene prendersene cura con gestualità e prodotti specifici. L'area perioculare è sottile e molto espressiva, per questo è una delle zone che tende a segnarsi più velocemente – detto esplicitamente: a invecchiare prima – e necessita di un riguardo speciale.

Soffre inoltre di problematiche particolari: oltre ai segni di espressione (rughette e rughe), gli inestetismi più comuni che accumunano donne e uomini di tutto il mondo sono borse e occhiaie. C'è molta confusione rispetto all'argomento, quindi cerchiamo innanzitutto di capire che cosa sono, per poi poterle trattare nel modo corretto.

Borse: si manifestano come "rigonfiamento" della zona perioculare e possono dipendere da infiniti fattori (genetica, stile di vita, alimentazione, modalità di riposo eccetera). In generale il gonfiore è causato dal ristagno di liquidi, quindi i nostri obiettivi devono essere: drenare e decongestionare.

Occhiaie: è la classica "zona scura" del contorno occhi e può variare molto per estensione, intensità e tonalità. Solitamente parte dall'angolo interno dell'occhio, comprendendo in minima parte il ponte del naso, per arrivare circa a metà sguardo. Nei casi più importanti lo scuro può estendersi fino all'angolo esterno dell'occhio comprendendo anche la palpebra mobile. Le cause sono molteplici, ma generalmente lo scuro è generato dal ristagno del sangue nella zona e quindi i nostri obiettivi devono essere: stimolare la circolazione sanguigna e... il trucco! In caso di occhiaie molto marcate il makeup fa veramente miracoli, e lo scopriremo tra qualche pagina.

Attenzione, un errore comune è quello di confondere la causa della zona di ombra. Dovete osservarvi molto bene perché correggere lo scuro in modo sbagliato può peggiorare la situazione e rendere lo sguardo ancora più stanco e appesantito. Guardatevi attentamente allo specchio sotto più angolazioni e cercate di capire se:

- l'ombra è creata da una "sporgenza": in questo caso vuol dire che avete le borse, quindi dovete sgonfiare la zona drenando i liquidi. Si possono fare delle correzioni anche con il makeup e ve lo racconterò nel paragrafo dedicato;
- la zona da sotto l'angolo interno dell'occhio fino a metà sguardo rientra: lo scuro in questo caso è dettato proprio da una mancanza di volume, parliamo allora di "occhiaia infossata", che è concettualmente l'esatto opposto rispetto

alla borsa. Per questa condizione skincare e makeup non possono fare molto. La scelta più risolutiva è il riempimento della zona incavata, ad esempio con il filler. Se optate per questa soluzione dovete rivolgervi a un medico estetico di grande esperienza, perché la medicina estetica può essere la svolta o peggiorare radicalmente la situazione;

- lo scuro che vedete non è l'ombra per eccesso o difetto di volumi: avete la classica occhiaia, quindi stimolate la micro-circolazione sanguigna per illuminare e schiarire. È proprio questo il caso in cui il makeup vi darà grandi soddisfazioni.

I contorno occhi sono formulati con un mix di ingredienti diversi rispetto alle classiche creme viso perché trattano una zona fragile che ha bisogno di maggiore "forza" e "protezione". La regola delle consistenze è sempre la stessa, quindi se avete la zona molto secca scegliete qualcosa di più ricco, come le texture in olio, burro e crema, che saranno la vostra salvezza. Se invece non avete particolari problemi di secchezza optate per formule in gel, che idratano senza appesantire. Ricordatevi che la zona perioculare ha caratteristiche slegate dal tipo di pelle secca, mista o grassa, quindi utilizzate la formulazione giusta in base alle esigenze, indipendentemente dal resto della vostra skincare routine.

Fate attenzione nella scelta della formulazione del contorno occhi se sopra volete applicare il makeup. Il prodotto non deve essere eccessivamente ricco, sennò rischierà di sciogliere il trucco, ma neanche troppo leggero, perché con l'applicazione di correttore e cipria potreste avere un risultato arido e secco. Dovete provare e trovate il mix giusto di contorno occhi + correttore + cipria.

Altro consiglio: non utilizzate texture troppo ricche se soffrite di gonfiori ed evitate l'applicazione del contorno occhi sulla palpebra mobile per minimizzare il rischio dell'accumulo dei liquidi nel perioculare.

Attenzione alla gestualità! Essendo una zona così particolare vi consiglio di stendere il prodotto tamponando con l'anulare – e non strisciando energicamente – perché è il dito che applica meno pressione quindi il più delicato. Meno traumi creiamo, più disincentiveremo il formarsi delle rughe.

Per finire, salvavita per tutti sono i patch contorno occhi. Quando li proverete, credetemi, non potrete più farne a meno! Sono delle mascherine sagomate (reperibili di svariati materiali: tessuto, cotone, idrogel, biocellulosa) imbibite di formulazioni specifiche, che si posizionano sul contorno occhi e si tengono in posa, poi si rimuovono senza risciacquo: in un gesto recupererete luminosità, turgore e freschezza dello sguardo. Perché le maschere siano così efficaci ve lo spiegherò tra qualche paragrafo, intanto tenete a mente di saccheggiare negozi e shop online di patch per poter avere sempre, all'esigenza, la vostra scorta personale di "ore di sonno" in trattamento.

FASE 7: LA CREMA

Dopo tutti questi step non vogliamo certo che i nostri sforzi risultino vani, quindi… crema! Ci serve per "sigillare" l'acqua e tutti i prodotti che abbiamo applicato fino a ora, in modo che non evaporino con il trascorrere delle ore.

Ricordiamoci che, per la regola delle sovrapposizioni, questo step deve essere quello dalla texture più consistente. È la conclusione della routine viso, quindi dovremmo scegliere la formulazione che regala più comfort e benessere al nostro skin type. Dopo qualche minuto dall'applicazione dell'idratante non dobbiamo avere la sensazione di pelle che tira oppure di pesantezza: il viso, semplicemente, deve stare bene.

In commercio si trovano moltissime formule. Se il vostro skin type è grasso, preferite formule in gel senza oli all'interno e con attivi seboregolarizzanti: idratano e proteggono mantenendo sotto controllo la lucidità.

Poco famosa in Occidente è l'emulsione/lozione: la texture è una crema leggera che idrata e protegge senza appesantire, per questo si sposa perfettamente con le pelli miste.

Per le pelli secche potete orientarvi su creme, creme ricche, burri e oli a seconda della stagione e di che cosa vi regala una maggiore sensazione di sollievo dopo l'applicazione e nel corso delle ore.

FASE 7bis:
LA PROTEZIONE SOLARE

Di giorno, quando si esce, è buona abitudine utilizzare una protezione solare per proteggere la pelle dai danni che può provocare il sole. Ci sarebbe da scrivere un capitolo intero rispetto all'argomento: non voglio dilungarmi qui nel raccontarvi a quali problematiche si può andare incontro esponendosi al sole senza una corretta protezione, ma voglio darvi delle indicazioni per aiutarvi nella scelta del prodotto migliore per le vostre esigenze e abitudini.

Il numero di SPF – *sun protection factor*, ovvero fattore di protezione solare: per intenderci, il numero che troviamo scritto sulle confezioni – indica un parametro ben preciso: moltiplica il tempo entro il quale una persona può esporsi al sole in totale sicurezza (senza scottarsi).

Con un esempio è semplicissimo capire questo parametro: io ho la pelle molto chiara, quindi in Puglia, sotto il sole di agosto, mi scotto dopo due minuti (non è un esempio di fantasia!). Con un SPF 50, moltiplico i miei due minuti per

50 e quindi ho la sicurezza di poter stare al sole per cento minuti senza scottarmi; se invece utilizzassi un SPF 15, potrei stare sotto il sole per trenta minuti (15 × 2) e poi dovrei riapplicare la protezione.

Quindi l'SPF semplicemente moltiplica il tempo in cui la pelle può essere esposta al sole in totale sicurezza, non è più o meno "potente" in base al numero scritto sulla confezione, come verrebbe facile pensare. Quindi, se in Puglia ci vado a settembre, quando mi scotto non più in due minuti, ma in dieci, con un SPF 15 sarei protetta per 150 minuti (10 × 15).

Comunque, al di là dello scottarsi, i raggi del sole sono in ogni caso dannosi, per questo è buona abitudine proteggersi sempre, sia d'inverno sia d'estate, soprattutto dopo quasi tutti i trattamenti (esfoliazione, lozioni con acidi, depilazione, laser eccetera) e in condizioni particolari (assunzione di medicinali, pomate antibiotiche eccetera). Quello che mi sento di dirvi è: usate il buonsenso! Ci sono persone che usano sempre SPF molto alti. Io vivo a Milano, mi sveglio la mattina alle sette, vado in studio (distante circa trecento metri a piedi), ci sto tutto il giorno ed esco la sera alle venti. Praticamente d'inverno il sole neanche lo vedo, per questo, da ottobre a febbraio, per il mio quotidiano non sento l'esigenza di indossare una protezione solare. Se però ho la possibilità di fare un weekend fuori porta (che sia lago, mare o montagna) mi proteggo, e ovviamente con l'arrivo dell'estate la protezione solare è uno step imprescindibile nella mia skincare routine.

A seconda del vostro colore di pelle, di dove vi trovate, della stagione e delle vostre abitudini scegliete l'SPF giusto. E ricordatevi di riapplicarlo durante la giornata. Modalità e condizioni di utilizzo sono comuni, ma dipendono sempre dal prodotto che scegliete, quindi leggete cosa c'è scritto sull'etichetta!

In commercio possiamo trovare:

- Creme con SPF: quindi prodotti che uniscono l'ultimo step (quello della crema) alla protezione solare. Gel, emulsioni, creme ricche, oli eccetera che, oltre a svolgere la loro funzione, ci assicurano una protezione dai raggi solari. Quindi occorre scegliere la texture che più si adatta al vostro skin type e il fattore di protezione relativo alle vostre abitudini ed esigenze.
- Protezioni solari: sono prodotti che hanno come unico obiettivo proteggere la pelle dal sole, quindi si applicano dopo lo step della crema. Anche qui le texture sono svariate (gel, emulsioni, creme ricche, oli eccetera): orientatevi nella scelta in base alla piacevolezza e alle vostre abitudini ed esigenze.
- Acque spray, primer, fondotinta e ciprie: tutti questi prodotti possono avere l'SPF all'interno. Sono una soluzione comoda per tutti i giorni, quando il tempo a disposizione è poco e in un gesto uniamo makeup e protezione solare. Ovviamente non sono paragonabili alle protezioni solari per durata e resistenza, perciò mi sento di consigliarveli in città se non dovete propriamente esporvi al sole.

FASE 8: LE LABBRA

Anche le labbra sono una zona del viso molto delicata ed espressiva, quindi la cute tende a segnarsi precocemente e, poiché la mucosa è sottile, necessita di una protezione maggiore.

Fate attenzione a tutti i trattamenti intensi come esfoliazione, depilazione, decolorazione (dei “baffetti”) eccetera: potrebbero aggredire la cute, causando rughe o macchie quasi impossibili poi da eliminare. Obbligatoria la protezione solare sulla cute per evitare macchie brune da esposizione solare in caso di trattamenti estetici, terapie mediche (come pomate o antibiotici) e sbalzi ormonali.

La gestione della mucosa, dove la pelle si fa ancora più sottile e trasparente, è molto soggettiva. Ci sono persone che non applicano mai il burrocacao e ci sono io che non resisto più di dieci minuti senza prodotti ricchi e protettivi come lip mask o burri spessi: ho proprio l’esigenza di avere la mucosa sempre ricoperta da uno strato che mi regali nutrimento e comfort. È buona abitudine idratare le labbra almeno due volte al giorno, con il prodotto che più soddisfa le vostre esigenze, in particolare se volete truccare la zona, perché con l'applicazione del rossetto, soprattutto se in finish matte, secchezza e pellicine saranno messe in evidenza.

In commercio possiamo trovare:

- burro cacao, balsamo labbra, olio: hanno una formula più o meno ricca, servono per idratare, nutrire, lenire e proteggere lievemente la mucosa, sono perfetti per chi non ha particolari problemi di secchezza, vuole qualcosa di poco appiccicoso e ama riapplicare i prodotti più e più volte durante la giornata. Questi balsami idratano, ma non hanno una grande azione protettiva, scivolano via facilmente dalla mucosa ed è quindi necessario ripetere l'applicazione, però sono leggerissimi e assolutamente non fastidiosi da indossare;
- pomata, maschera labbra: le texture sono spesse, idratano, leniscono ma principalmente nutrono e proteggono. Aderiscono alla mucosa e non svaniscono dopo poco tempo dall'applicazione. Sono formule che io personalmente amo, ma non a tutti fa piacere indossare prodotti spessi e leggermente appiccicosi.

Per avere labbra uniformi e turgide è buona abitudine effettuare costantemente l'esfoliazione usando solo prodotti specifici. Anche le formulazioni pensate per il viso potrebbero essere aggressive e non adatte alle labbra, quindi leggete sempre sulla confezione se il prodotto è pensato per essere applicato anche sulla mucosa. Piuttosto, optate per una miscela di miele e polvere di caffè: rimuove pellicine e cellule morte senza aggredire eccessivamente. Per esperienza personale, gli scrub labbra che si trovano in commercio "già fatti" sono in genere efficaci nell'azione esfoliante, molto nutrienti e non aggressivi. Inoltre, essendo più "veloci", ci sono maggiori probabilità che abbiate voglia di utilizzarli un paio di volte alla settimana. In casi di emergenza il fai-da-te può aiutare, ma io onestamente reputo più funzionale un prodotto specifico.

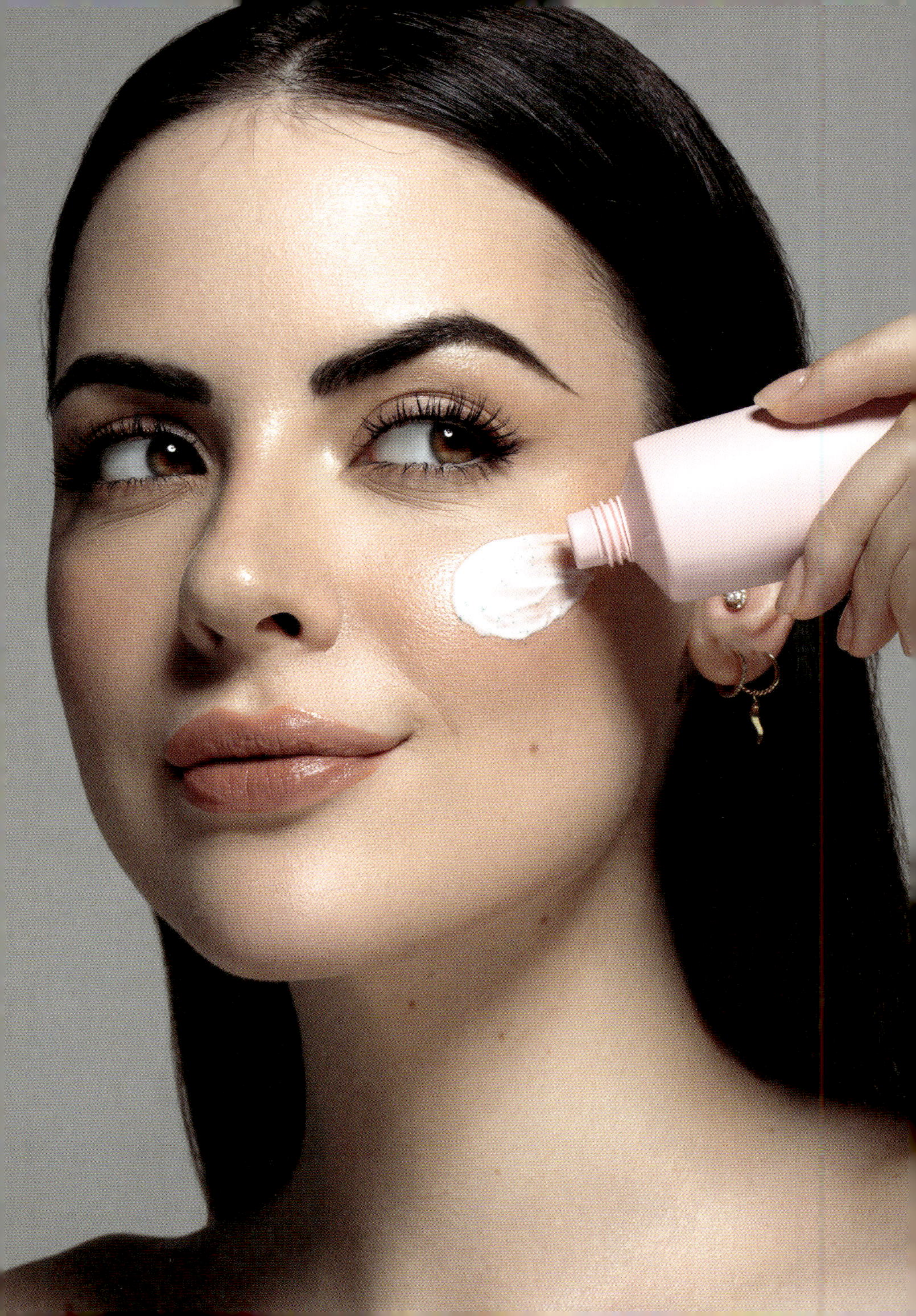

FASE 9: L'ESFOLIAZIONE

Eseguire questo passaggio è fondamentale per il benessere di tutti i tipi di pelle, ma forse la cosa più importante è scegliere il prodotto corretto per… non fare danni!

GIULIA'S TIPS

Un paio di volte alla settimana è buona abitudine utilizzare dei trattamenti mirati per mantenere la pelle pulita e in salute. Detergere e idratare quotidianamente porta già ottimi risultati, ma se inizierete anche a esfoliare e idratare, nutrire, illuminare, lenire o purificare, in base alle vostre esigenze, i risultati saranno così soddisfacenti che, sono sicura, avrete costanza nel farlo!

Con l'esfoliazione portiamo via le cellule morte (ovvero i corneociti) dal viso e questo processo regala molteplici benefici:

- Ogni cosa su questo pianeta è soggetta al fenomeno dell'ossidazione. Le cellule morte, che possiamo immaginare come delle piccolissime lamine inermi, appoggiate sulla pelle e soggette al naturale processo di ossidazione, si scuriscono. Accumulate giorno dopo giorno, danno all'incarnato un aspetto opaco e spento. Per capire meglio che cosa succede sul vostro viso, immaginate una mela tagliata in due: dopo qualche ora lo strato più esterno al taglio cambierà colore e consistenza diventando scuro e gommoso. Ecco, questo è il processo di ossidazione al quale ogni cosa è soggetta. Con l'esfoliazione però possiamo portare via il primo strato di cellule morte, scure e dalla texture poco compatta, per rivelare la naturale radiosità e luminosità della pelle sottostante.

- I corneociti non si stratificano in modo uguale, dando così al tatto e alla vista un aspetto poco uniforme e non levigato. Se si passano le dita sulla pelle non esfoliata, in alcune zone sarà più ruvida e, osservandola da vicino, in alcuni punti sarà spessa, non omogenea. Quando queste problematiche sono lampanti senza trucco, attenzione! Perché con l'applicazione del makeup otterrete l'effetto "lente d'ingrandimento": puntini, screpolature e secchezza… sarà tutto ancora più a vista!
- L'epidermide ha continui scambi con il mondo esterno e in alcune zone "butta fuori" più sebo rispetto ad altre. Se i punti che naturalmente espellono più sebo sono "tappati" da uno strato di cellule morte, i pori non riescono a liberarsi di ciò di cui non hanno bisogno (o che producono in eccesso). È proprio questa una delle maggiori cause dei pori dilatati che, una volta ingranditi, sono molto difficili da minimizzare. Il poro non è un muscolo, una volta che si è allargato non ha la capacità di tornare della dimensione originaria. Per esperienza perso-

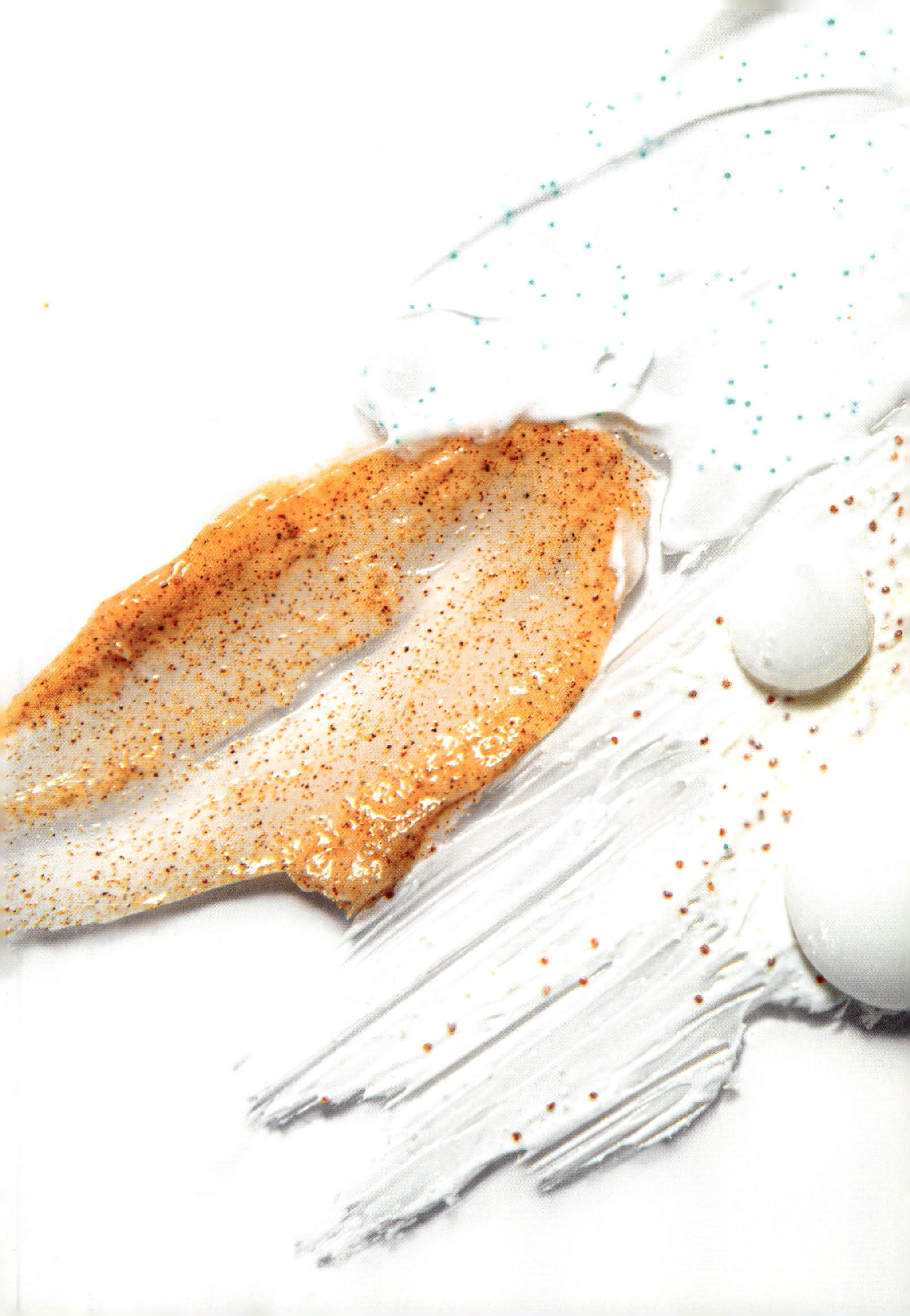

nale vi dico che l'obiettivo deve essere evitare che ciò avvenga tramite detersione, esfoliazione e idratazione costante.

- Un accumulo eccessivo di corneociti, facendo "strato", non permette ai prodotti skincare di penetrare nel modo corretto. Tutti i nostri sforzi in termini di tempo e denaro hanno un senso se eliminiamo le cellule morte, sennò rischiano di essere vani.
- L'esfoliazione costante aiuta a migliorare inestetismi difficili da risolvere come grana della pelle non uniforme, macchie brune o rosse e cicatrici da acne. In questo libro non parleremo dei trattamenti di medicina estetica, che senza dubbio lavorano in modo più efficace su questo tipo di problematiche, ma sappiate che anche i prodotti utilizzabili a casa con tempo e pazienza possono dare risultati molto positivi.

Spero si sia capito che l'esfoliazione ha una funzionalità essenziale nella routine. Ma voglio darvi un motivo in più per non tralasciarla mai: gli effetti positivi di questo step si vedono subito! Il risultato è bellissimo alla vista ed è anche molto piacevole a livello sensoriale.

Attenzione però: essendo uno trattamento che aggrada la vista e "godurioso" nella realizzazione, non cedete alla tentazione di esagerare! Già vi vedo a limarvi la pelle a giorni alterni. Vi prego, non fatelo: esfoliare eccessivamente può creare seri danni all'epidermide, in alcuni casi quasi irrimediabili. Per questo vi ho preparato un po' di importanti indicazioni.

Prima importantissima raccomandazione: prediligete la sera per l'utilizzo di prodotti esfolianti. Durante il riposo notturno la pelle si rigenera autonomamente, ristabilendo le sue difese naturali. Inoltre, dopo l'esfoliazione, l'epidermide è più soggetta agli attacchi del mondo esterno, primi tra tutti i danni dei raggi solari. Per questo, se il prodotto che utilizzate è particolarmente "forte", il mattino successivo, prima di uscire, applicate l'SPF. Se invece dovete per forza usare l'esfoliante di giorno, magari perché avete un'occasione importante, una cerimonia o un evento e la vostra pelle deve essere al top, ricordatevi di applicare sempre la protezione solare dopo la crema idratante: in questo modo si minimizza la possibilità di irritazioni e macchie solari.

Altro appunto molto importante: mai usare gli esfolianti su contorno occhi e labbra, e usare estrema delicatezza per le ali del naso. In queste zone infatti la pelle è sottile, delicata, ha un rinnovamento cellulare più lento e una concentrazione lipidica inferiore; non ha un grande bisogno di esfoliazione e soprattutto l'epidermide delicata si può danneggiare facilmente.

In commercio ci sono tre macrocategorie di prodotti esfolianti che funzionano in modo diverso, da scegliere rispetto al tipo di pelle e alla modalità di utilizzo: scrub, peeling e gommage.

Scrub

Lo scrub pratica un'esfoliazione meccanica ed è forse il trattamento più conosciuto della categoria. Questi prodotti sono composti da una parte liquida e una solida. A seconda della formulazione la componente liquida può essere gel, crema, burro o olio, a cui si aggiungono particelle solide di diverse dimensioni come granelli di zucchero, pezzetti di nocciolo o elementi sintetici (ad esempio plastica). L'obiettivo dello scrub è staccare, disgregare e rimuovere le cellule morte grazie allo sfregamento delle particelle solide sul viso. Il funzionamento è molto semplice, sta alla vostra attenzione non fare danni! Fidatevi, funziona anche se non grattate la pelle, quindi la gestualità deve essere leggera e delicata: mai strofinare o sfregare i granelli sul viso.
La percezione sensoriale è molto soddisfacente, perché usare questo tipo di formulazione permette proprio di sentire l'azione del prodotto cosmetico sulla pelle. Per questo è facile eccedere, massaggiando in modo troppo energico o dedicandosi a questo trattamento troppo frequentemente: due volte alla settimana sono sufficienti.

Scegliete la texture corretta rispetto al vostro skin type. La regola è sempre la stessa: gel per pelli grasse; crema per pelli miste; burro e olio per pelli secche. Gli scrub, come già detto, sono da evitare per le pelli molto sensibili e acneiche. Per quanto riguarda lo spessore delle particelle disperse nella formula, più queste sono grandi più sono impattanti. Imparate come sempre ad aguzzare i sensi: una formula ricca con particelle sottili sarà più rispettosa e quindi pensata per pelli fragili, mentre se la texture è leggera e con particelle spesse sarà perfetta per pelli robuste.

Io ad esempio ho una pelle mista e abbastanza sensibile, ma non voglio rinunciare allo scrub perché è veramente piacevole da utilizzare. Scelgo allora formule molto ricche con particelle sottili e pratico una gestualità estremamente attenta, perché come sempre il buonsenso è la prima regola da rispettare. I miei prodotti preferiti hanno una texture simile al miele, con granelli paragonabili alla polvere di cannella. Faccio lo scrub al massimo una volta ogni due settimane, per non aggredire troppo la pelle. Per il secondo trattamento esfoliante settimanale scelgo peeling o gommage, ugualmente efficaci ma meno d'impatto.

Peeling

Questo trattamento sta diventando sempre più conosciuto. Dall'inglese *to peel*, sbucciare, il peeling grazie agli ingredienti contenuti nella formula scioglie, disgrega e scompone i corneociti. I peeling sono composti da acidi ed enzimi di origine naturale o chimica. Alcuni li avrete sicuramente sentiti nominare:

- Acido glicolico (derivato della canna da zucchero): indicato per schiarire le macchie solari e assottigliare le linee di espressione.

- Acido salicilico (derivato dal salice): lavora sugli accumuli di sebo e di sporco nei pori e ne leviga la texture. Da utilizzare sulle zone impure (punti neri, punti bianchi, brufoletti, ma non sull'acne). Non fotosensibilizza.
- Acido lattico (deriva dalla fermentazione della melassa): equilibra il PH della pelle e ne favorisce l'idratazione. Svolge la sua azione in modo molto delicato.
- Acido mandelico (derivato delle mandorle): esfolia molto delicatamente, per questo è indicato per le pelli mature che tendono a essere più sensibili. Schiarisce le macchie brune e non fotosensibilizza.
- Retinolo (derivato della vitamina A): è l'acido anti-age più conosciuto poiché, tra i suoi numerosi pregi, ha la capacità di stimolare la produzione di collagene.
- Bromelina e papaina (derivati dell'ananas e della papaya): enzimi che sciolgono i corneociti in modo efficace ma molto delicato, particolarmente indicati per le pelli spente grazie all'azione illuminate.

Il peeling è un metodo di esfoliazione che riesce ad asportare le cellule morte grazie all'azione chimica degli ingredienti contenuti nella formula. È indicato per le pelli delicate, sensibili e, se si seleziona il prodotto con gli ingredienti corretti, anche acneiche.

A livello sensoriale è meno "godurioso" da utilizzare e può sembrare poco efficace rispetto all'esfoliazione meccanica (scrub), ma – fidatevi – non è così! Osservate bene il vostro viso e sarete stupiti da quanto la pelle, dopo questo trattamento, risulterà luminosa, radiosa, pulita, levigata e compatta, senza il minimo segno di irritazione.

Inoltre non crediate che sia meno efficace perché non "sfreghi", infatti in commercio esistono peeling con concentrazioni di acidi differenti e alcuni di questi possono essere utilizzati esclusivamente in cabina estetica o da medici estetici, proprio perché fanno egregiamente il loro lavoro e non sempre è sicuro gestirli a casa.

Se avete una pelle molto sensibile, per iniziare scegliete prodotti con una bassa percentuale di acidi, come tonici e lozioni esfolianti. In seguito, se ottenete un buon risultato e il viso non vi sembra aggredito, provate un prodotto specifico da usare una o due volte alla settimana.

Come avrete capito, amo molto anche i peeling per la loro delicatezza ed efficacia, e mi sento di dirvi di tenerli in considerazione in particolare in alcune stagioni, ad esempio d'inverno, quando la pelle è stressata perché aggredita dagli agenti atmosferici e una coccola esfoliante potrebbe essere la giusta svolta.

Sul mercato possiamo trovare tantissimi prodotti che contengono acidi esfolianti, in particolare quando leggete sull'etichetta "leviga la pelle", "illumina l'incarnato", "schiarisce le macchie" eccetera. Controllate l'INCI, ed evitate assolutamente i prodotti esfolianti per il giorno; attenzione a tonici, sieri e creme con questo claim, perché possono essere fotosensibilizzanti e quindi è d'obbligo l'SPF.

Per concludere, mai eccedere nell'esfoliazione. Non mixate tonico + siero + crema con questa azione cosmetica, mai tutto insieme e nella stessa giornata: un prodotto esfoliante a routine è più che sufficiente.

Gommage

Quasi sconosciuto ma molto efficace, divertente e delicato, possiamo considerare il gommage un ibrido tra scrub e peeling, sia per utilizzo sia per efficacia. Vi descrivo come funziona perché sono sicura che lo avrete visto almeno una volta in negozio o online: si presenta in texture gel, liquida o crema leggera. Si applica sulla pelle (quasi sempre asciutta), si lascia in posa per qualche minuto e poi si massaggia oppure, dopo la stesura, si accarezza subito con movimenti circolari. A questo punto succede la magia: con il massaggio la formula cambia texture e da liquida si trasforma in solida, raggrumandosi in "gommine" (sì, come quelle che vedete quando con la gomma cancellate la matita sul foglio da disegno). Sciacquate tutto e godetevi un incarnato bello, luminoso, levigato e compatto!

Questi prodotti sfruttano una duplice azione: chimica, dato che le formule contengono acidi che sciolgono le cellule morte, e meccanica, perché con il leggero massaggio le gommine che si creano "staccano" i corneociti.

Il gommage è molto semplice da utilizzare e adatto anche per i meno esperti: quando la texture si trasforma completamente vuol dire che ha svolto il suo lavoro ed è ora di sciacquare. Inoltre ha un basso impatto in termini di "trauma da sfregamento", quindi va bene per le pelli sensibili, delicate e acneiche ma, contenendo acidi, svolge egregiamente il suo lavoro di esfoliante.

Quando usare l'esfoliante nella skincare routine?

Quasi tutti gli esfolianti sono a risciacquo, ma leggete sempre che cosa c'è scritto sul pack del prodotto che avete scelto. Dovendo essere rimosso con l'acqua, l'applicazione corretta è dopo la detersione, ma prima del tonico. Se invece scegliete un tonico o una lozione esfoliante ovviamente non dovete risciacquarlo, ma procedete direttamente con essenza, siero, crema ed eventualmente SPF.

Non abolite, per favore, l'utilizzo dell'esfoliante in estate pensando di "portare via" precocemente l'abbronzatura. Per due motivi:

1) L'abbronzatura non è appoggiata sulla pelle. La melanina è la reazione naturale di protezione che ha il nostro corpo all'attacco dei raggi solari. Per proteggersi, i *melanociti* (che sono delle cellule) creano la melanina. Questa viene sparsa in modo più o meno uniforme nei *cheratinociti* (le cellule che compongono per la maggior parte gli strati della nostra

pelle) per, appunto, proteggerci dai raggi solari. È proprio la melanina a regalarci la tanto amata tintarella. Da questo potete capire però che la melanina (quindi l'abbronzatura) è "dentro" la nostra pelle, non appoggiata sopra come siamo abituati a immaginare. Quando esfoliamo non eliminiamo l'abbronzatura: ci vediamo più chiari semplicemente perché rimuoviamo i corneociti ossidati, spenti e opachi. Se osserviamo bene, la pelle che c'è "sotto" i corneociti asportati è comunque abbronzata, ma più radiosa e luminosa perché abbiamo tolto lo strato di cellule morte che incupiva il nostro colorito estivo.

2) In questo periodo dell'anno la pelle naturalmente produce più sebo e il ricambio cellulare è più veloce (ovvero si producono più corneociti). Se non supportiamo la pelle con l'esfoliazione, il rischio è di avere un accumulo di sebo e cellule morte che causano la formazione di imperfezioni quali punti neri, punti bianchi, brufoletti e pori dilatati, che ovviamente tendono a ostruirsi, come spiegato sopra.

FASE 10: LA MASCHERA VISO

Anche la maschera viso rientra nelle routine "due volte alla settimana". Siamo abituati a pensare a questi prodotti come trattamenti super lussuosi, che ci dobbiamo meritare e per questo riservati solo alle occasioni speciali. Tutto molto bello e poetico ma... mi permetto di dissentire!

Per vedere i reali frutti di quasi tutti i trattamenti in commercio, a maggior ragione di quelli che possiamo usare a casa, la regola fondamentale è: avere costanza. Le maschere viso regalano risultati bellissimi fin dal primo utilizzo, ma per vedere reali differenze sulla pelle non è sufficiente usarle una volta ogni tanto: io vi consiglio due volte alla settimana. È interessante sapere che in alcune culture (soprattutto quelle orientali) si usano anche tutti i giorni, per esigenze intrinseche della pelle e condizioni climatiche e ambientali poco favorevoli.

Estremizzando la routine mi sento di dirvi che, se scelta con buonsenso, anche fare una maschera tutti i giorni non è dannoso per la pelle. Il forte rischio potrebbe però essere

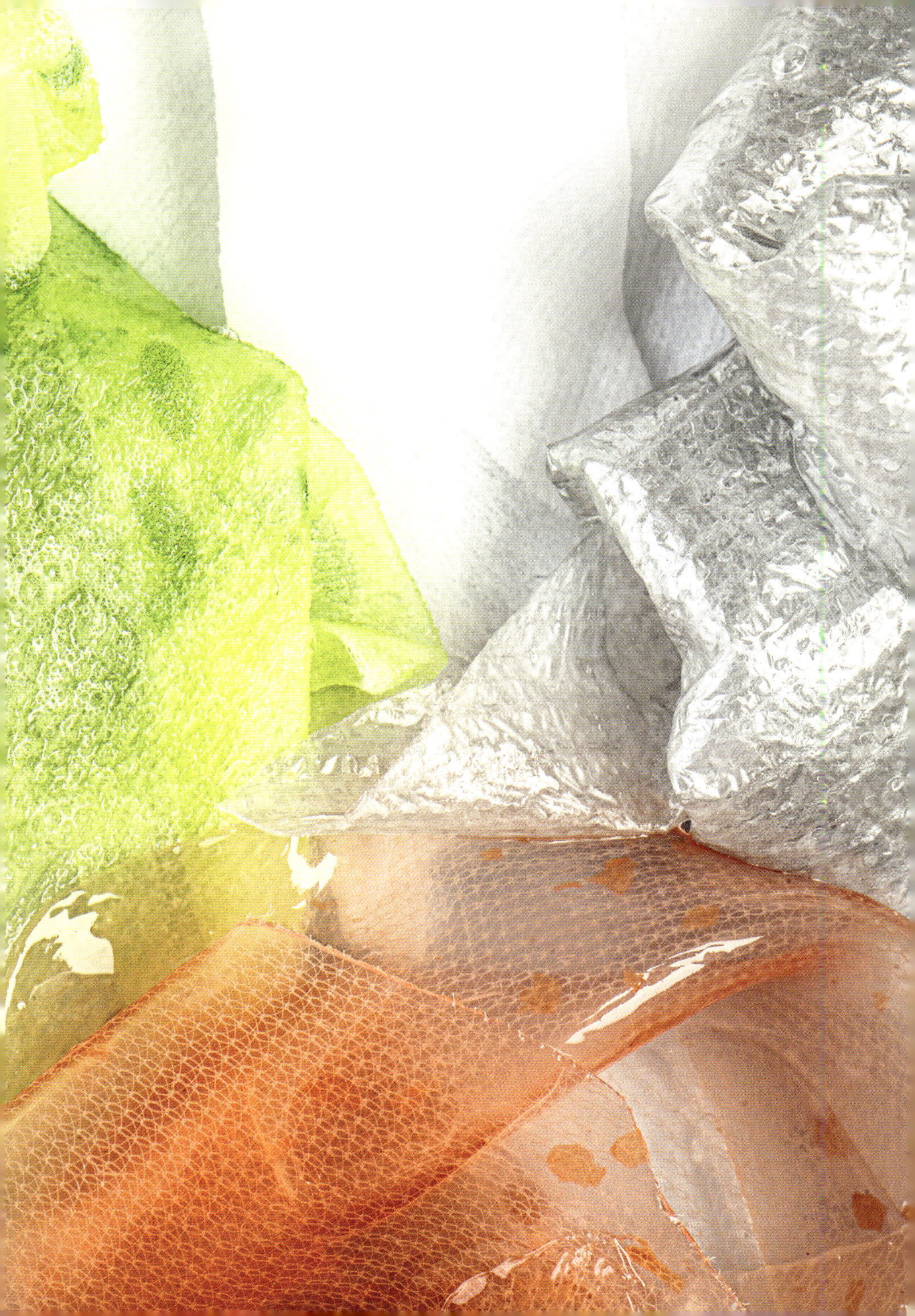

quello di non selezionare l'intreccio di prodotti giusti e quindi avere risultati scarsi o, molto peggio, fare danni importanti all'epidermide.

Se non siete delle skin specialist o addict e scegliete di usare una maschera due volte alla settimana, mi state già facendo un regalo enorme. :)

Capiamo il funzionamento di questo step, così sarà più semplice scegliere cosa acquistare. Le maschere funzionano per occlusione o concentrazione (strato).

Occlusione

Parliamo delle sheet mask. Le maschere in tessuto (cotone, idrogel, bio-cellulosa eccetera) sono imbibite di formule, ricche di principi attivi, che applicate e "tappate" sulla pelle penetrano in modo più semplice ed efficace nell'epidermide, permettendo al prodotto stesso di fare il suo dovere durante il tempo di posa, senza disperdersi o evaporare. Sono sicura che rimarrete stregati dall'effetto sulla pelle anche solo dopo il primo utilizzo, perché i risultati, se scegliete un prodotto adatto alle vostre esigenze e di qualità, si vedono subito!

Potreste chiedervi: perché non posso usare la mia classica crema, applicarla in modo abbondante e coprire la zona con della pellicola trasparente? Non otterrò lo stesso risultato?

La risposta è no. Le sheet mask di qualità hanno formulazioni studiate appositamente per l'utilizzo specifico che ne deve essere fatto. Se provate sulla mano una crema e il contenuto di una maschera in tessuto con lo stesso obiettivo, vi renderete immediatamente conto che le due texture sono molto diverse. Non è così semplice come sembra far penetrare i prodotti nella pelle nel modo corretto. Le formulazioni delle maschere in tessuto sono ricche di principi attivi, ma quasi sempre molto leggere e sottili: questo per facilitare l'assorbimento da parte della pelle. Ovviamente anche il materiale della sheet mask è importante: in commercio ce ne sono di diverso genere perché cotone, idrogel, bio-cellulosa eccetera devono sposarsi perfettamente con la formula della quale sono imbibiti.

Sul mercato possiamo trovare maschere in tessuto esfolianti, purificanti, illuminanti, idratanti, nutrienti, rimpolpanti, decongestionanti, lenitive eccetera. Scegliete il prodotto più funzionale alle vostre esigenze in quell'esatto momento: ricordatevi che nella skincare non dovete essere fedeli! La pelle, non mi stanco di ripeterlo, è un organo, quindi mutevole e soggetta agli stimoli interni ed esterni. Le maschere ci aiutano a supportarla in modo efficace nei suoi cambiamenti, capricci ed evoluzioni nel tempo.

Io, che ho la pelle mista, quando opto per le sheet mask scelgo una volta alla settimana un trattamento purificante e dopo due o tre giorni utilizzo qualcosa di illuminante e idratante. Così lavoro su più fronti e la mia pelle rimane pulita, luminosa, idratata ma sempre in equilibrio.

Concentrazione

Sono le classiche maschere che siamo abituati a vedere da sempre, quelle foto romantiche di donne e uomini rilassati con i capelli bagnati avvolti nell'asciugamani, uno strato di prodotto bianco sul viso e due fette di cetrioli sugli occhi.
Il funzionamento è molto semplice: applicare sulla pelle uno strato spesso e abbondate di prodotto, ricco di principi attivi, e lasciarlo in posa per il tempo indicato in modo da essere assorbito più facilmente dall'epidermide. Le formulazioni risultano di facile assorbimento, infatti, anche se ne applichiamo uno strato importante, dopo il tempo di posa sembrerà alla vista che la pelle si sia "bevuta" il prodotto.

Ecco alcuni esempi di maschere per concentrazione (strato) che possiamo trovare in commercio (ma la lista potrebbe essere infinita:

- Maschere purificanti che spesso contengono argilla (rosa, nera, verde, bianca...) o carbone.
- Maschere illuminanti che contengono ad esempio vitamina C, bava di lumaca o acidi della frutta.
- Maschere energizzanti al ginseng, estratti di caffè eccetera.
- Maschere idratanti: quasi tutte contengono il famoso e amato acido ialuronico, anche a diversi pesi molecolari.
- Maschere anti-age che contengono un mix di peptidi.

La caratteristica migliore delle maschere per concentrazione è che possono essere usate "a zone": la pelle non ha ovunque le stesse esigenze, quasi tutti gli skin type (anche quello

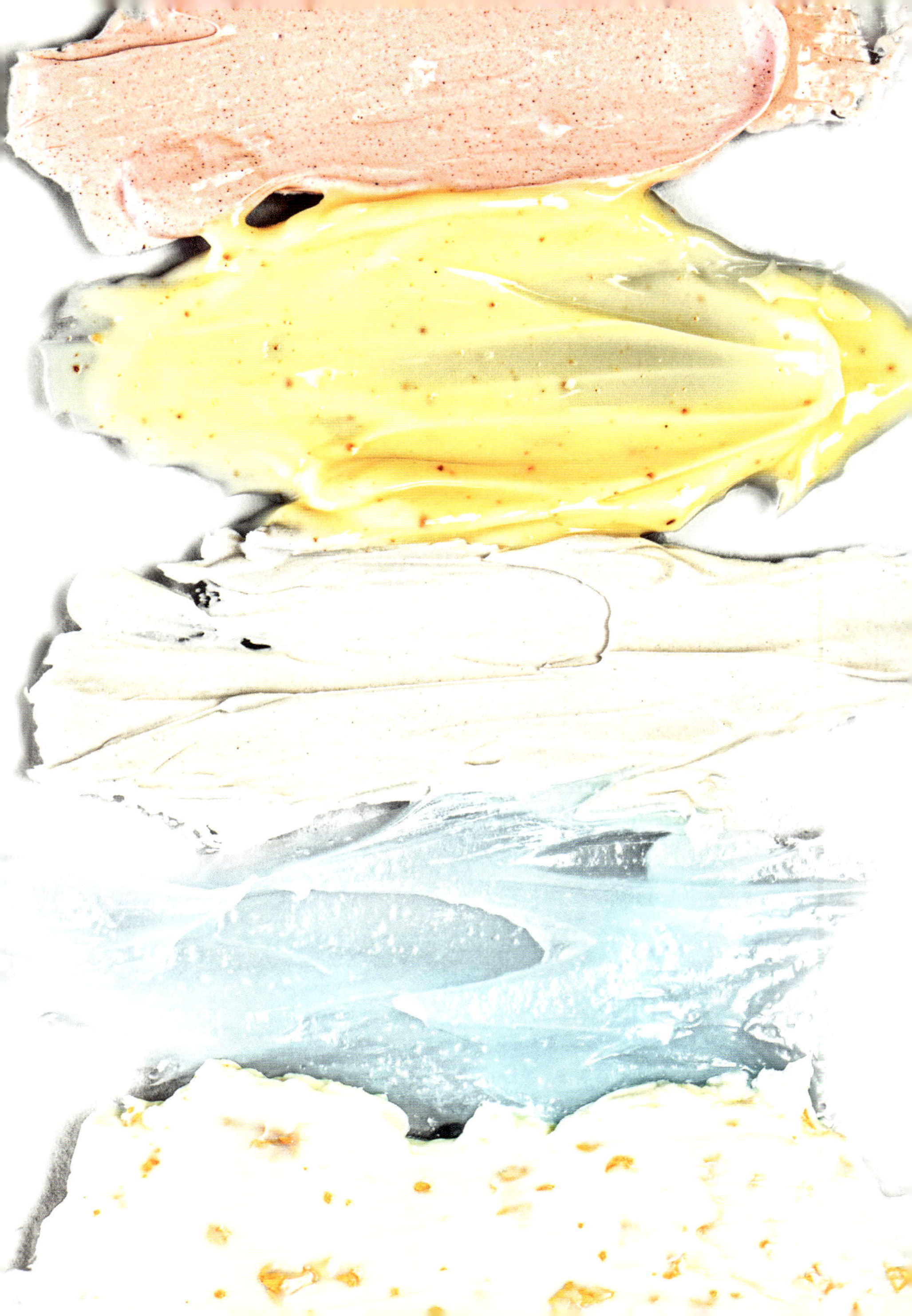

secco) hanno una concentrazione maggiore di impurità nella zona T, mentre guance, tempie e contorni della fronte sono zone più pulite. Per una routine super customizzata, possiamo appunto utilizzare un prodotto purificante sulla zona T per pulire bene e una formulazione più illuminante, idratante, nutriente su guance, tempie e contorni della fronte. In questo modo non rischieremo di seccare o ungere zone del viso che non ne hanno bisogno o sono già in equilibrio.
È bellissimo prendersi cura del viso a zone e vi assicuro che questa particolare attenzione per voi stessi vi farà sentire coccolati, rilassati e amati. Regalatevi una spa personale!

L'ideale è inserire le maschere nella skincare routine dopo l'esfoliazione, così andremo a togliere le cellule morte, che "fanno strato", rendendo l'epidermide bella ricettiva.
Leggete sempre le indicazioni di utilizzo del prodotto, ma in generale, in base al tipo di maschera, ecco come inserirla nella vostra routine:

- a risciacquo (solitamente quelle purificanti): detersione + esfoliazione, a questo punto applicate la maschera, risciacquate e procedete con tonico + essenza + siero + crema;
- leave-in (ovvero non a risciacquo): detersione + tonico + essenza + siero, a questo punto applicate la maschera che svolgerà anche l'azione filmante della classica crema;
- sleeping mask, un prodotto che amo perché agisce durante il riposo notturno. In commercio le possiamo trovare con

tutte le funzionalità delle altre maschere, ma la loro comodità sta nell'utilizzo: le applicate, andate a letto e… non ci pensate più! Vanno a sostituire la crema. Al mattino vi sveglierete con una pelle di pesca. Non si sporcano i capelli? Non si macchia il cuscino? Le sleeping mask di qualità non fanno niente di tutto questo, sono formulazioni studiate perché i capelli possano capitarci sopra e il viso si appoggi sulla federa. Ovviamente tendono a essere più consistenti rispetto alla classica crema, però al mattino non vi sveglierete con i capelli unti e il cuscino inzuppato di prodotto. Come si procede al risveglio? Con la classica routine, non è necessaria una rimozione o detersione particolare.

Domanda frequente: più tengo la maschera in posa e più funziona?

Purtroppo la risposta è no, anzi! Si deve rispettare esattamente il minutaggio indicato sulla confezione. Alcune maschere, in particolare quelle esfolianti e purificanti, rischiano di avere un'azione aggressiva sulla pelle se indossate per più tempo rispetto a quello indicato. Inoltre, non è vero che le maschere argillose si devono seccare per funzionare: quando si oltrepassa il tempo di posa la maschera rischia di "rubare" alla pelle l'idratazione (l'acqua) portandola all'esterno. Anche le maschere in tessuto possono creare problemi, per lo stesso principio: il materiale della sheet mask "rinsecchito" sulla pelle rischia di portare fuori l'acqua dall'epidermide. Quindi rispettate i tempi di posa e, se avvertite la smania di indossare le maschere perché è meraviglioso questo momento di relax (post lavoro o work out sono libidinose), piuttosto optate per tre o quattro trattamenti alla settimana, ma rispettando sempre le indicazioni di utilizzo!

Ultima nota importante: mai detergere o risciacquare le maschere sotto il getto caldo della doccia: sulla pelle del viso va sempre utilizzata l'acqua a una temperatura normale, non gelida e neanche bollente. Gli sbalzi termici, e in particolare l'acqua calda, aggrediscono molto l'epidermide che reagisce seccandosi e irritandosi immediatamente.

GIULIA'S TIPS

IL ROSARIO DELLA SKINCARE

1) Detergente oleoso: rimuove i residui grassi
2) Detergente schiumogeno: rimuove i residui secchi
3) Esfoliante e/o maschera a risciacquo
(due volte alla settimana)
4) Tonico: inizia a reidratare
5) Essenza: azione anti-età
6) Siero: cura la problematica
7) Maschera in tessuto o classica non a risciacquo
(due volte alla settimana)
8) Contorno occhi
9) Crema: sigilla la routine
10) SPF
+ Balsamo/maschera labbra all'esigenza.

I *FALSE FRIENDS* DELLA PELLE

Ho voluto chiamare così questo paragrafo per attirare la vostra attenzione. Vi parlerò di prodotti che mi piace considerare "false friends" nel senso che vanno bene, funzionano, ma attenzione a come li utilizzate, perché potrebbero ritorcervisi contro! Quindi seguite bene queste indicazioni per gestirli nel modo corretto.

1. Bifasico

È molto utilizzato nella routine occidentale, e anch'io l'ho amato per anni. Lo struccante bifasico è composto da una componente oleosa e una schiumogena; va shakerato, versato su un dischetto, applicato sugli occhi e lasciato agire per almeno dieci secondi, dopodiché avrà sciolto ed eliminato ogni traccia di makeup.

È sicuramente una soluzione molto veloce ed efficace, ma personalmente non la amo più, e vi spiego le mie motivazioni:

- a mio parere "sgrassa" troppo la zona perioculare. I bifasici che sciolgono il makeup in modo eccellente lasciano spesso una sensazione di pelle che tira, perché portano via troppi lipidi dalla sottile zona perioculare. Io ne consiglio un utilizzo sporadico, prediligendo per tutti i giorni la soluzione olio struccante + detergente schiumogeno, che è ugualmente efficace ma più rispettosa;

- se non usate estrema delicatezza rischiate di strappare le ciglia con la pressione e lo strofinamento del dischetto. Soprattutto quando siete stanchi, è facile essere irruenti nei movimenti: a me ad esempio capitava spesso, quindi ho iniziato a preferire olio struccante + dita, lo strumento più delicato a nostra disposizione;
- anche se in maniera minima, il dischetto comporta un'esfoliazione quotidiana e costante. Abbiamo già detto e ripetuto che il contorno occhi è sottile e soggetto a segnarsi precocemente, perciò eviterei di aggredirlo se non è necessario;
- il bifasico si usa solo per il contorno occhi, quindi per pulire il resto del viso dovete usare olio struccante + detergente schiumogeno. Sarebbe comunque uno step in più nella skincare routine;
- reputo poco ecologico usare almeno due dischetti di cotone ogni giorno per struccarsi, quando si possono semplicemente utilizzare olio struccante e dita. Se non riuscite a fare a meno del bifasico, spero che usiate i dischetti riutilizzabili.

Non voglio comunque demonizzare lo struccante bifasico, ne ho sempre uno in bagno e nel kit di makeup. Elimina benissimo il trucco, è essenziale per il mascara waterproof o il rossetto long lasting ed è comodissimo anche per struccare il viso a zone, se magari si fanno degli errori nella realizzazione del makeup o sul set se c'è da fare un cambio look rapido.

Riassumendo, il bifasico è un prodotto veloce ed efficace che mi sento di consigliarvi, ma non su base quotidiana. Come sempre, però, meglio struccarsi che andare a dormire con il makeup, quindi, se proprio non potete rinunciarci, usatelo ma fate attenzione alle gestualità: sempre con delicatezza!

2. Acqua micellare

Anche l'acqua micellare è molto amata, ma ci siamo mai chiesti che cosa sia? Semplificando, è acqua + sapone da viso e occhi (tensioattivo). Come tutti i saponi diluiti, lava via da viso e occhi (alcune) impurità, tracce di trucco e sporcizia.

Ovviamente le acque micellari in commercio vengono formulate con ingredienti più rispettosi e delicati del classico sapone per le mani, sono molto efficaci, alcune struccano benissimo e non stressano eccessivamente la pelle, ma anche in questo caso dobbiamo fare molta attenzione quando le utilizziamo:

- anche se leggete la parola "acqua", deve essere risciacquata dopo l'applicazione (fate sempre riferimento alle modalità di utilizzo del prodotto scritte sul pack), altrimenti continua a svolgere la sua azione detergente e irrita la pelle. È come se, non risciacquando, lasciassimo in posa sul viso acqua e sapone… non mi sembra un'idea geniale!

- non avendo una parte oleosa nella formula, porta via solo alcuni elementi dalla pelle ma non riesce a sciogliere nel modo corretto e delicato tutto ciò che sarebbe bene rimuovere. È quindi opportuno comunque usare prima un detergente oleoso e poi l'acqua micellare;
- le acque micellari devono essere utilizzate con il dischetto che, come abbiamo già detto, giorno dopo giorno esfolia la pelle del viso. Se il vostro skin type non è particolarmente sensibile o acneico non ci saranno grandi problemi, ma personalmente reputo per tutti i tipi di pelle lo sfregamento da dischetto mattina e sera un gesto non necessario, che rischia di essere troppo aggressivo;
- torniamo come sempre alla questione dell'inquinamento. L'acqua micellare deve essere utilizzata con il dischetto, quindi, anche qui, se non potete farne a meno, almeno usate quelli riutilizzabili.

Anche l'acqua micellare comunque non manca mai nella mia collezione skincare, perché mi capita di usarla se ho poco tempo, se voglio struccare il viso a zone o quando lavoro sui modelli o sulle modelle. Preso atto di quanto scritto sopra, se volete questo prodotto usatelo al posto del detergente schiumogeno e selezionatelo nel modo corretto in base al vostro skin type (esistono per pelli secche, normali, miste, grasse, sensibili e acneiche). Per favore, accarezzate il viso con il dischetto senza strofinare.

3. Salviette struccanti

Questo prodotto, mi spiace, ma non posso proprio salvarlo. È l'unione di tutto ciò che può danneggiare la pelle, soprattutto se utilizzato su base quotidiana.

Rimango dell'idea che sia sempre meglio usare le salviette rispetto a non struccarsi, ma:

- sono imbibite di formulazioni che, se delicate, difficilmente riusciranno a sciogliere il makeup, mentre se invece struccano tutto, probabilmente sono troppo aggressive;
- dovete passarle sul viso più volte per sciogliere il makeup, quindi torniamo alla questione strofinamento ed esfoliazione, che su base quotidiana a parer mio non è ottimale;
- la maggior parte delle persone non risciacqua il viso dopo l'utilizzo, non fermando così l'azione detergente della formula di cui è imbibita la salvietta. Via libera alla pelle irritata!
- per viso e occhi ci vogliono almeno una o due salviette al giorno: credo l'impatto ambientale sia eccessivo.

Sono un prodotto comodo e compatto, è utile averne un pacco per le situazioni di emergenza, ma mi sento di consigliarlo solo se si tratta di un SOS.

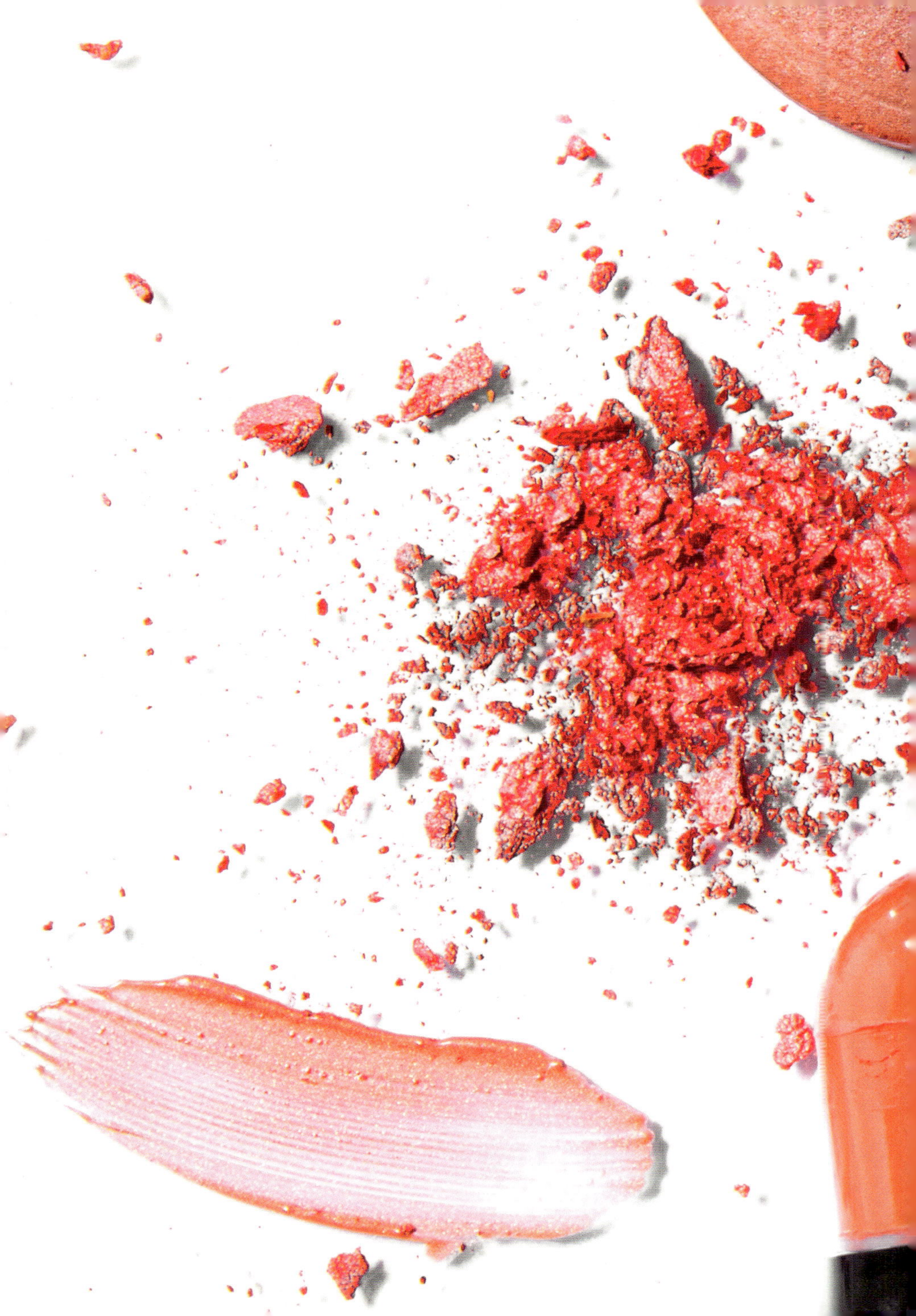

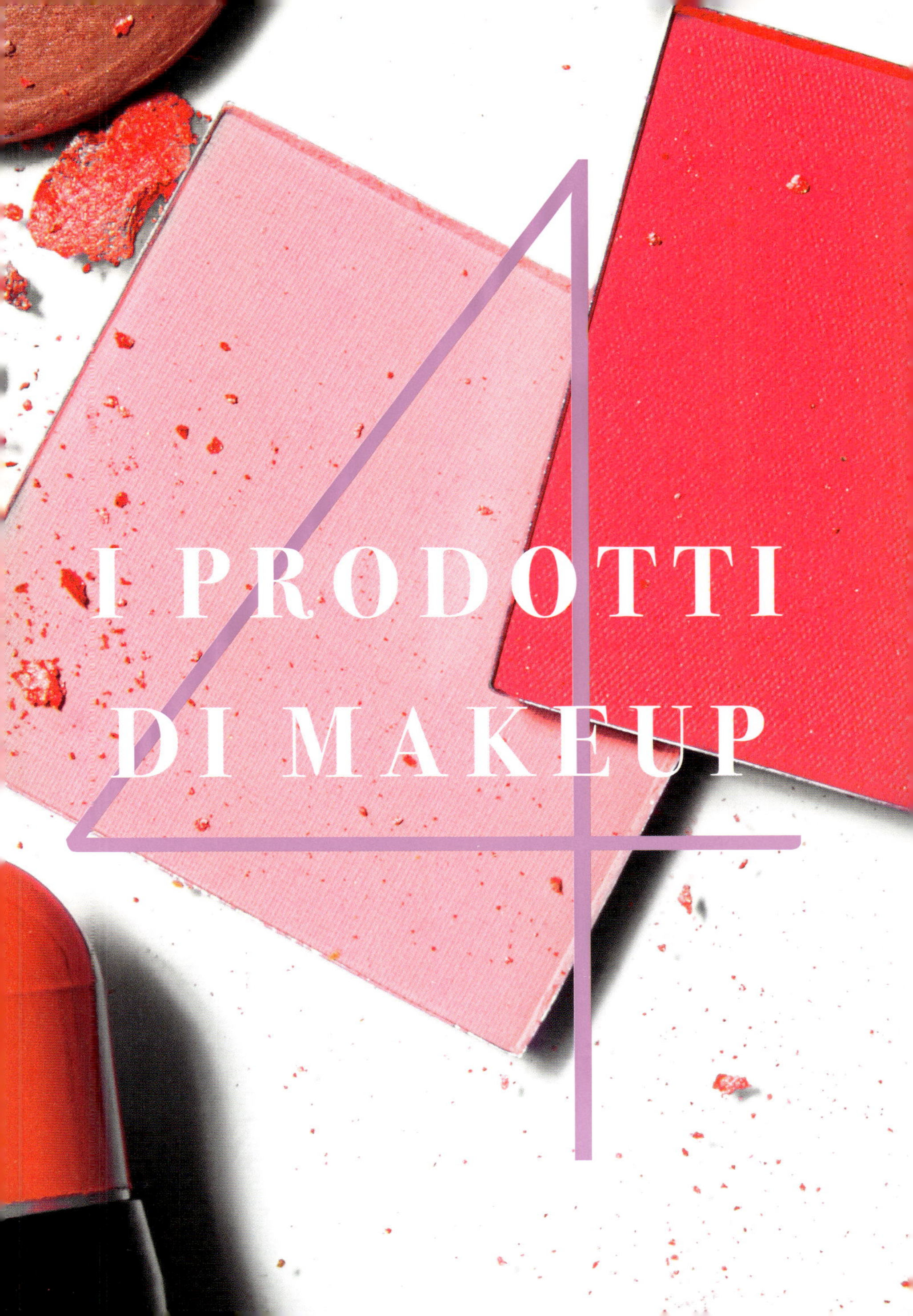

4

I PRODOTTI DI MAKEUP

I PRODOTTI DI MAKEUP

Ora che finalmente abbiamo una pelle perfetta, possiamo iniziare a truccarci! In questo capitolo analizzeremo ogni prodotto di makeup e capiremo quale compito ha all'interno della routine. Gli step del trucco sono assolutamente soggettivi: io vi posso dire che cosa applicare e in che ordine procedere, ma naturalmente non è obbligatorio eseguire tutti i passaggi per sentirsi bene… anzi!

Il makeup è arte. Voglia di manifestarsi e di esprimersi. È una maschera che possiamo indossare per avvicinarci a ciò che ci sentiamo di essere. Alcuni si sentono bene senza trucco, altri tirano fuori grinta e sensualità con mascara e rossetto rosso, altri ancora hanno bisogno di smokey eyes, colori e glitter per uscire e spaccare il mondo.

Nelle prossime pagine vi darò gli strumenti per imparare a conoscere i vari prodotti makeup, ma spetterà a voi assemblarli per creare la maschera che più vi rappresenta.

Non ho inventato io il detto: "Non è bello ciò che è bello, ma è bello ciò che piace". La dimensione della bellezza è unica e deve essere cucita su misura rispetto alla vostra personalità.

Io ad esempio sono molto camaleontica. Con le persone che fanno parte della mia cerchia intima – genitori, parenti e amici – sento l'esigenza di mostrarmi senza makeup. Con loro voglio avere la libertà di sentirmi me stessa, semplice e ogni tanto vulnerabile. Sul lavoro, mai! Essendo precisa, a tratti pignola, per gli appuntamenti voglio avere un aspetto impeccabile. Il mio look deve trasmettere all'interlocutore la "me" pragmatica, sicura, decisa e senza fronzoli che sono professionalmente. La sera? Tutta un'altra vita. Amo fare festa! Uscire, parlare, conoscere persone, fare tardi, ballare come se la notte non dovesse mai finire… e il mio trucco non può essere da meno. Cambio spesso i look in relazione al contesto in cui mi trovo, faccio tutti gli step per crearmi una maschera bella e forte, che mi dia la sicurezza di approcciarmi al meglio con qualsiasi persona possa incontrare e, non per ultimo, che duri! Si sa che aperitivo, ristorante e discoteca provano più della palestra. ;-)

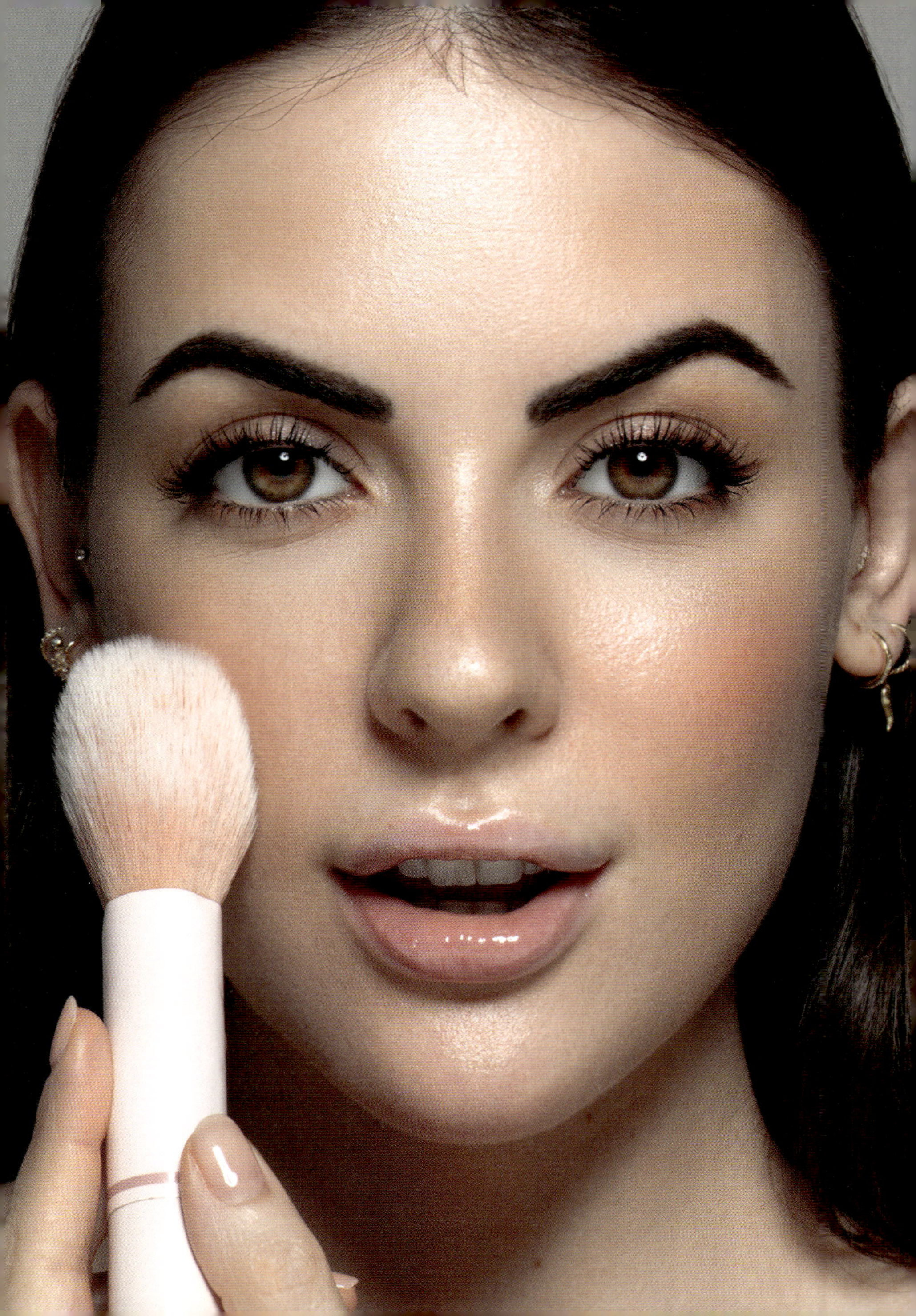

LA BASE PERFETTA

Scegliete i prodotti "con gli occhi di chi guarda". Per capire che prodotto acquistare è importante che vi poniate la domanda: chi lo deve vedere? Voi? Le persone che vi circondato? La fotocamera? La videocamera? Un cliente? È proprio questo il criterio che dovete utilizzare nella scelta dei prodotti, per non sbagliare. Sembra difficile, ma ecco come procedere.

- Dal vivo: applicate il prodotto e specchiatevi con la luce naturale. Se l'effetto vi piace avete scelto bene, se vi sembra strano cambiate! La luce naturale non mente, e se quello che vedete vi fa sentire a disagio non comprate e continuate la vostra ricerca: in commercio ci sono infinite opzioni tra le quali muoversi.
- Fotocamera: applicate il prodotto e poi scattate una foto, anche semplicemente con il telefono. Ovviamente lo scatto sarà imparagonabile al risultato con le condizioni da set, ma anche la fotocamera del telefono può darvi un'idea dell'effetto finale. Prima di fare disastri durante uno shooting fate questo piccolo test: se già così il prodotto non vi convince… next!

- Videocamera: telefono, modalità video, premete rec. Stesso discorso: se un prodotto non ha una buona resa con la videocamera del telefono, è difficile che sul lavoro accada il miracolo. L'effetto deve piacervi, diversamente utilizzate altro.
- Per lavori su spose o trucchi per eventi le considerazioni da fare sono molteplici. Il mio consiglio è sempre quello di fare sentire il cliente a proprio agio e fargli molte domande: deve "uscire bene" dal vivo? In foto? In video? Dovete saperlo per strutturare la scelta dei prodotti e del makeup nel modo corretto.

PRIMER

L'obiettivo del primer è preparare la pelle a essere truccata. Crea uno "strato" tra i prodotti skincare e makeup che rende più performante la base nell'immediato e nel corso della giornata.

Attenzione! Prima del primer, i due punti fondamentali perché la base sia bella e a lunga durata sono:

- scelta corretta dei prodotti skincare in previsione dell'applicazione del trucco. Evitate routine troppo "unte", che possono sciogliere il makeup, ma anche routine "asciutte", perché sulla pelle secca il makeup non ha una buona resa, si vede molto e vi fa sembrare più in là con gli anni, anche se siete giovani;

- erogazione della giusta quantità di ogni prodotto per la cura della pelle (mai utilizzare troppo prodotto), perché possa essere assorbito al meglio e non rimanga in superficie, appoggiato sull'epidermide in modo non uniforme e pronto a minacciare la resa di quello che andremo a stendere sopra.

In commercio ci sono svariate tipologie di primer. Per semplificare li dividerei in due macrocategorie, che chiameremo skincare primer e beauty primer.

Skincare primer

Negli skincare primer faccio rientrare i prodotti opacizzanti, leviganti, idratanti e nutrienti. Alla vista si presentano simili ai prodotti skincare e sono essenziali per gestire le pelli che hanno particolari problematiche i cui naturali squilibri possono minare la resa del makeup.

Ecco quelli che vi possono essere più utili:

- Opacizzante: texture gel, liquido o crema, solitamente la consistenza è viscosa e siliconica (ma non è detto che contenga siliconi). Le formule di qualità e di ultima generazione sono molto leggere, senza peso e piacevoli da indossare tutti i giorni, a differenza di ciò che si poteva reperire in commercio fino a pochi anni fa. L'obiettivo è tenere sotto controllo la produzione di sebo e si applicano sulle zone in cui la pelle si lucida. Sono una manna dal cielo per chi ha uno skin type oleoso, che tende a ungersi molto velocemente sciogliendo qualsiasi prodotto di makeup, perché risolvono l'imbarazzo che deriva dal sentirsi unticci e non in ordine. Scegliere un primer opacizzante può essere una soluzione risolutiva per mantenere il viso pulito e asciutto, liberandovi dall'ansia "da lucido". Dopo non è necessario applicare fondotinta, correttore, cipria eccetera: se la vostra pelle è già molto bella ma purtroppo si lucida, opacizzate con un primer senza usare altri prodotti.

- Levigante: anche in questo caso le texture più comuni sono gel, liquido o crema. Generalmente hanno una consistenza più "spessa" rispetto ad altre formule perché il prodotto deve riempire il dislivello cutaneo (pori dilatati, cicatrici post acne, segni di espressione eccetera) allineando la depressione al resto della pelle. L'effetto è molto bello, fa veramente la differenza a livello visivo e al tatto, risolvendo i disagi di chi ha una pelle dalla texture non uniforme. Ricordatevi di applicare il primer picchiettando con i polpastrelli sulle zone da livellare, così da posizionarlo bene, e stratificatelo fino a raggiungere il risultato che più vi piace. Evitate di trascinare il prodotto sulla pelle perché le formule potrebbero raggrupparsi in antiestetiche palline. Se procedete con gli altri step, ricordatevi anche in questo casi di tamponare sopra allo strato di primer per non spostarlo. Ovviamente non è una soluzione definitiva ma funziona molto bene, successivamente non è necessaria l'applicazione di fondotinta, correttore, cipria eccetera.

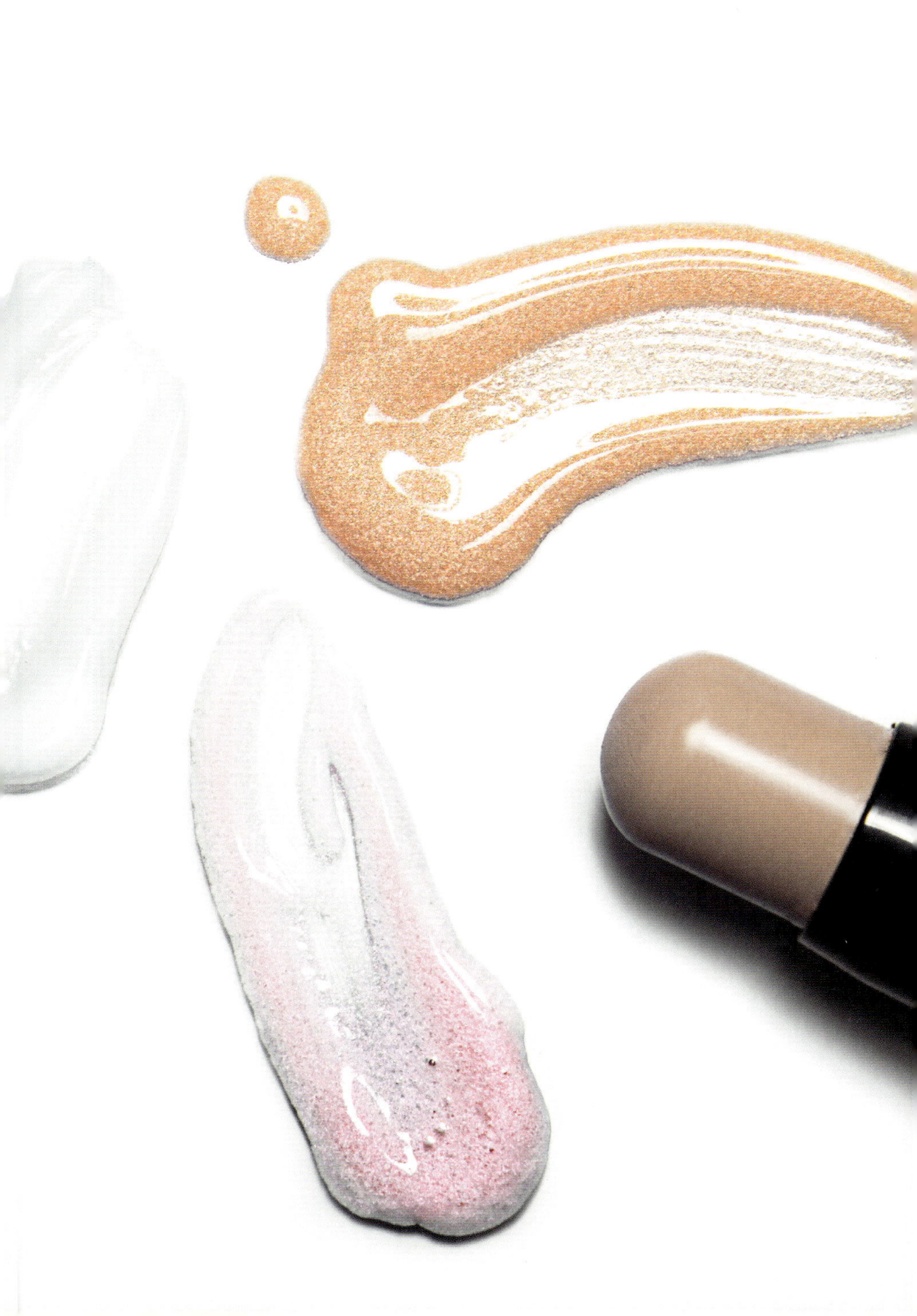

- Idratante: sono degli ibridi tra skincare e makeup. Spesso contengono ingredienti idratanti "light" come acido ialuronico e acqua di cocco. Le formulazioni sono simili a creme leggere e funzionano molto bene sulle pelli secche e miste. Aiutano questi skin type ad avere un risultato di makeup finito non secco e arido, che si crepa in alcune zone del viso.
- Nutriente: le formule in olio sono la soluzione per le pelli secche e molto secche. Stratificare i prodotti di makeup può dare un risultato asciutto e poco confortevole per gli skin type che hanno una carenza lipidica. Un primer nutriente dà la possibilità di farlo senza avere un aspetto finale ingessato.

Beauty primer

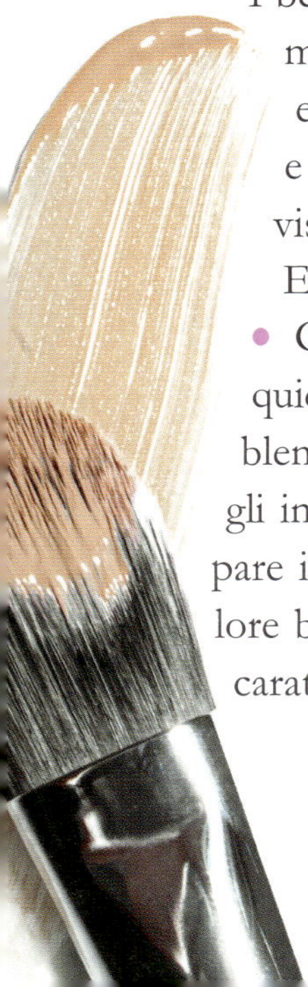

I beauty primer sono quei prodotti che contengono pigmenti e/o perle all'interno della formula. Quando li eroghiamo sono gialli, verdi, marroncini, luminescenti e applicati sulla pelle danno un risultato delicatamente visibile.

Ecco quelli che vi possono essere più utili:

- Giallo, pesca, lilla, verde: le texture più comune è liquida. Nascono con l'obiettivo di correggere alcune problematiche grazie al contrasto cromatico. Il giallo ravviva gli incarnati olivastri, togliendo l'alone verdino che compare in mancanza di abbronzatura; il pesca smorza il pallore bluastro dei visi chiari e minimizza le macchie brune caratteristiche delle pelli scure; il lilla toglie il giallino dei visi asiatici che culturalmente preferiscono un sottotono più neutro; il verde smorza i rossori come couperose o zone acneiche. Io non amo particolarmente questo tipo di prodotti perché spesso i primer correttivi sono troppo "colorati". La mia sensazione, dopo averli stesi, è sempre di avere troppo alone di colore, che invece di smorzare i problemi ne crea di nuovi e rende necessario usare fondotinta, correttore eccetera per coprire i primer correttivi.

- Bronze: generalmente in gel, hanno l'obiettivo di scaldare l'incarnato sia molto chiaro sia scuro. Stanno iniziando a essere molto in voga soprattutto nel periodo estivo, infatti sempre più brand ne propongono varie versioni nelle Summer collection. Chi di voi mi segue sa che apprezzo molto questa tipologia di prodotto: smorzano il pallore del viso regalando un immediato effetto *sun kissed*. Tante persone – me compresa – preferiscono usarli da soli, senza fondotinta, per non coprire l'effetto *bonne mine* che regalano. Sono perfetti anche per gli uomini, perché risvegliano l'incarnato in modo discreto e naturale.
- Glow: reperibili in tutte le texture, sono caratterizzati dalla presenza di pagliuzze luminose all'interno della formula. Le perle, riflettendo la luce, regalano immediatamente luminosità donando alla pelle un aspetto più sano e rendendo meno visibili piccole problematiche come macchiette, leggeri rossori, pelle poco tesa eccetera. Dopo, non è necessaria l'applicazione di fondotinta, correttore e cipria: se il viso

non ha particolari problemi, una sferzata di luce data dal primer perlato può bastare come base viso per tutti i giorni.

Mi sono dilungata sull'argomento primer perché molti non ne conoscono l'esistenza e per anni sono stati demonizzati sui social a suon di "contengono siliconi" e "occludono i pori della pelle", e tuttora le domande che ricevo più frequentemente sono: «I primer sono dannosi? Si possono usare tutti i giorni?». La risposta è sì, potete utilizzarli tutti i giorni, a patto che scegliate un prodotto di qualità e che vada d'accordo con la vostra pelle. Come capirlo? Se dopo qualche giorno di utilizzo al vostro viso non succede nulla, avete fatto centro! Se invece notate la comparsa di imperfezioni, pori che si dilatano eccetera, allora quel prodotto non va bene per voi, meglio cambiare. Questo discorso comunque vale sempre.

FONDOTINTA

L'obiettivo del fondotinta è rendere nel complesso l'incarnato più bello, quindi uniformare e minimizzare piccoli inestetismi o problematiche importanti.

I fondotinta si differenziano l'uno dall'altro per tantissime caratteristiche: analizziamole singolarmente per capire come muoverci nella scelta.

1. Coprenza

In commercio possiamo trovare prodotti super leggeri, paragonabili a creme idratanti con un po' di pigmento, fino ad arrivare ai colati molto coprenti. Questa caratteristica del fondotinta varia a seconda della pelle che dovrà indossarlo (più o meno problematica) e da quanto desideriamo che il nostro makeup sia visibile alle persone che ci circondano (spesso, più è coprente e più si vede).

Attenzione a non cadere nell'errore di giudicare qualitativamente scarso un fondotinta che copre poco: il gusto personale e la qualità di un prodotto sono fattori totalmente diversi, che purtroppo vedo però spesso far coincidere.

Scopriamo assieme le differenze:

- Coprenza leggera: il prodotto steso risulta semitrasparente, è adatto a chi ha una pelle in buono stato, abbastanza uniforme, senza imperfezioni e discromie. Se di buona qualità è sottilissimo, quasi invisibile a occhio nudo, quindi perfetto per chi desidera qualcosa di molto discreto perché non vuole che si veda il makeup sulla pelle. La formula da abbinare al proprio tipo di pelle è da selezionare in base al finish (ne parliamo più avanti).
- Coprenza media: in applicazione risulta stendibile e sfumabile, ma tirato sulla pelle non diventa mai semitrasparente. A seconda del prodotto scelto può essere più o meno percettibile in termini di vestibilità, ma se la formula è di

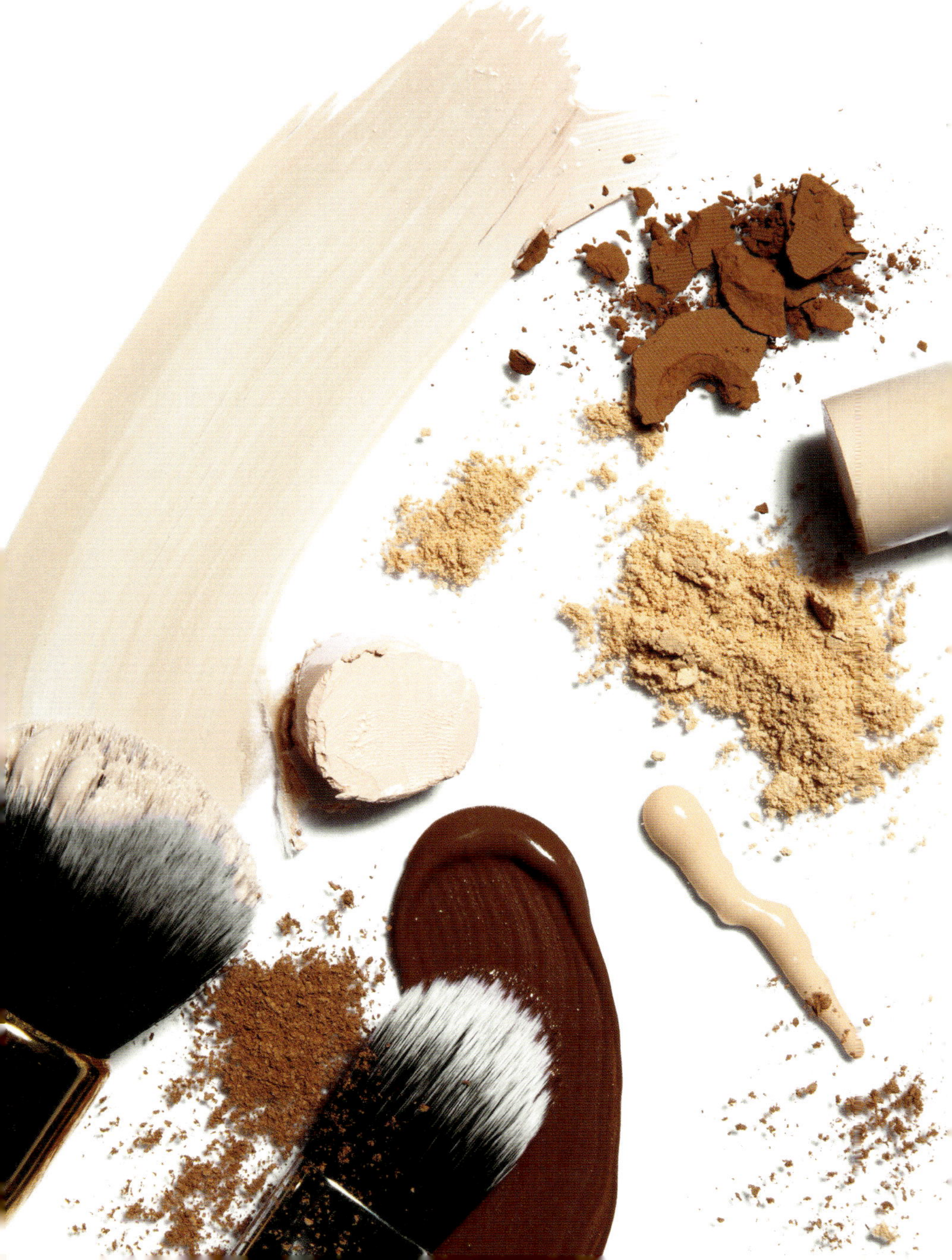

qualità sarà sottile e, nonostante il potere uniformante, vi dimenticherete di averlo addosso. È indicato per pelli con imperfezioni e discromie. Potrebbe essere leggermente visibile a occhio nudo, ma non lo considererei un grande problema: andando a minimizzare inestetismi che possono farci sentire a disagio, anche se il prodotto si vede la nostra sicurezza comunque ne gioverà.

- Coprenza alta: in stesura non lascia trasparire la pelle. Si tende a pensare che siano necessariamente prodotti pesanti e faticosi da indossare, ma oggi in commercio troviamo formule di altissima qualità che riescono a coprire perfettamente senza essere fastidiose. Preferibili per persone con grandi problematiche da uniformare, come macchie intense o acne. Ovviamente è probabile che questi prodotti si vedano a occhio nudo, ma se l'utilizzo aumenta la tranquillità e l'autostima della persona che lo indossa, io sono super a favore della scelta di un fondotinta molto coprente. Va detto che ci sono anche persone che amano usare prodotti molto coprenti pur non avendo particolari problemi…

2. Finish

Il finish è l'effetto finale del fondotinta sulla pelle una volta asciugato sul viso, e deve matchare con la tipologia di pelle sulla quale si ha intenzione di utilizzarlo. Leggendo di seguito capirete meglio:

- Matte (opaco): non riflette la luce, anzi la trattiene. Nelle formule spesso sono inseriti degli ingredienti che tengono sotto controllo la produzione di sebo, rendendole adatte a chi ha uno skin type oleoso. Anche se può sembrare secco al tatto e alla vista, la vostra pelle, producendo tanto sebo, "bagnerà" il prodotto per un aspetto finale bello alla vista, piacevole e comodo da indossare. Chi ha la pelle oleosa sa benissimo che nessun altro finish sarebbe in grado di tenere sotto controllo l'eccessiva produzione di sebo durante la giornata. Quindi, se dopo poche ore dalla realizzazione della base siete lucide su tutto il viso e il trucco non regge, dovreste provarlo!
- Semi-matte (semi-opaco): è una via di mezzo tra finish matte e radiant, molto in voga ultimamente. Di base è un prodotto opaco, ma nella formula sono inserite micro-perle (non visibili a occhio nudo perché inglobate nella texture) che riflettono delicatamente la luce e regalano una leggera idratazione. Questo permette di mantenere sotto controllo l'eccessiva produzione di sebo ed evitare un aspetto polveroso e arido. Le formule semi-matte funzionano bene sulle pelli miste, perché mantengono sotto controllo la lucidità ma regalano un risultato luminoso e confortevole. Tenete sempre presente che lo skin type misto, non producendo tanto olio come quello grasso, con un prodotto troppo opaco risulterebbe secco e ingessato a zone, mentre con il semi-matte può trovare il giusto compromesso.

- Radiant (luminoso): perfetto per gli skin type che naturalmente tendono a essere opachi e aridi, dato che nella formula spesso sono inseriti pigmenti e perle sottili che riflettono la luce e idratano la pelle. Il radiant dà una sferzata di luce e morbidezza, regalando otticamente e sensorialmente un risultato molto piacevole.
- Glassy (bagnato): è il finish per le pelli molto secche. Applicato su una pelle che ha carenza di oli, riproduce la lucidità che uno skin type in buono stato dovrebbe avere. La pelle secca spesso mal sopporta il fondotinta perché, se truccata, tende a segnarsi maggiormente sembrando più vecchia. Il finsh glassy è arricchito con un mix di attivi idratanti e nutrienti che regalano otticamente a chi lo indossa un aspetto di pelle rimpolpata e sana. Se il fondotinta vi ha fatto sempre sentire a disagio perché vi segna e rende evidenti le increspature sul viso, provate a scegliere un prodotto con questo finish.

Anche per il finish, il gusto personale incide molto nella scelta del prodotto che fa per voi. Io ad esempio amo indossare fondotinta dal finish glassy nonostante abbia la pelle mista: faccio attenzione e tengo sotto controllo la zona T evitando che si lucidi troppo. Adoro l’effetto di pelle piena, fresca, rimpolpata – insomma, in salute – che questo finish regala, quindi, all’esigenza, con uno specchietto mi “ritocco” la base.

Ricordatevi che il makeup deve essere il giusto mix tra ciò

che vi sta bene e ciò che vi fa stare bene, con un pizzico di disinteresse per il giudizio altrui!

3. Fissaggio

Un'altra caratteristica importante è il modo in cui il fondotinta si fissa sulla pelle dopo l'applicazione. Anche qui non c'è un meglio o un peggio, ma dobbiamo capire le differenze perché cambia radicalmente il risultato sulla pelle, nell'immediato e con il trascorrere delle ore.

- Non si auto-setta: ovvero le formule classiche, quelle che applicate e sfumate non si "asciugano". Dall'applicazione e nelle ore successive rimangono sempre transfer (se provate a premere le mani o un tessuto sul viso, il prodotto si trasferisce sull'elemento con cui entrano in contatto). Per rimanere ferme devono essere fissate con la cipria, che ci aiuta a settare il fondotinta in modo che non si sposti, e sfumate con prodotti in polvere per evitare macchie. Sono adatti in particolare se avete la pelle secca o molto secca, perché hanno generalmente formule più morbide e idratanti che risultano confortevoli da indossare: anche dopo ore dall'applicazione il viso non "creperà" e sarà minimizzata la fastidiosa sensazione di pelle che tira. Va bene anche se avete la pelle mista o oleosa, ma fate attenzione che non sia troppo ricco, sennò rischierà di ungere e non durerà. È d'obbligo fissare con la cipria tutta la base, facendo attenzione alle zone che tendono a lucidarsi maggiormente (solitamente la zona T).

- Si auto-setta: dopo qualche minuto dall'applicazione, queste formule si asciugano sulla pelle, completamente o in parte, settandosi. Spesso il finish di questi prodotti è matte o semi-matte, ma è possibile trovare fondotinta che si asciugano autonomamente fissandosi e, contenendo delle perle nella formula, risultano opachi, non bagnati, però nel complesso luminosi. Queste sono tra le mie formule preferite, durano a lungo e donano un aspetto naturale.

I fondotinta che si auto-settano sono molto soggetti all'ossidazione, ovvero cambiano colore – scurendosi – quando si asciugano totalmente sul viso (è una caratteristica intrinseca della formula, non ne determina la scarsa qualità). Quindi dovete fare molta attenzione nella scelta della tonalità: vi consiglio di stendere il colore che pensate vi doni, aspettare dieci minuti e solo dopo verificare che si addica, ancora, al vostro incarnato. Queste formule inoltre vi potrebbero permettere di skippare l'utilizzo della cipria, di cui molti non amano l'effetto sulla pelle, ma… attenzione! Senza cipria è più difficile poi sfumare le polveri, come contouring o bronzer, perché il viso rimane leggermente bagnato (dal fondotinta, dal sebo naturale della pelle e dagli step di skincare non penetrati totalmente) e potrebbero crearsi delle macchie.

I prodotti che si auto-settano spesso sono più asciutti rispetto alle formulazioni classiche. Pur esistendo opzioni per le pelli secche, in generale sono più adatti a skin type misti o grassi.

4. Capacità levigante

In commercio si trovano fondotinta che riescono a fare veramente la differenza sulla grana della pelle. La capacità levigante è una caratteristica slegata da tutte le altre: potete trovarla sia in fondotinta leggerissimi, poco più pesanti di creme colorate, sia in formule spesse e coprenti.

Come si fa a capire se il fondotinta ha capacità levigante? È molto difficile provandolo semplicemente sulla mano, bisogna stendere il prodotto sul viso. Per verificarlo velocemente consiglio di applicarlo sulle zone in cui la pelle è meno uniforme, quasi sempre tra naso e gota e, a luce naturale, osservarsi con uno specchietto posizionato a 15 cm dal viso. In questo modo potrete avere una visione realistica della vostra pelle, non viziata dalle classiche luci che si utilizzano per truccarsi (faretti del bagno o led degli specchi da tavola). Ad esempio, nel mio caso, quando mi guardo nello specchio del bagno la mia pelle è perfetta, totalmente uniforme e senza pori, ma quando mi sposto al vanity table... un disastro! Solchi e segni in molte zone del viso. Quindi, qual è la verità? La mia pelle è bella compatta o terribilmente segnata? La risposta è che la luce naturale non mente mai! Per questo, quando testate un fondotinta in negozio, dopo averlo applicato sul viso uscite e specchiatevi con la luce naturale, così vedrete esattamente il risultato sulla vostra pelle e ne constaterete l'eventuale capacità levigante.

5. Formato

Il formato del fondotinta che scegliamo di acquistare determina molte caratteristiche del prodotto che ci portiamo a casa:

- Polvere: pratico e comodo da utilizzare, perfetto da sfumare in velocità alla mattina. Attenzione, non è detto che – come molti pensano – regali necessariamente un risultato finale naturale, anzi spesso rimane abbastanza presente e visibile sulla pelle. È indicato per le pelli che producono molto sebo mentre lo sconsiglio per lo skin type secco, data la sua ovvia predisposizione ad "asciugare" il viso.
- Liquido: il formato più trasversale, disponibile praticamente in ogni brand, in cui possiamo trovare ognuna delle caratteristiche che abbiamo analizzato fino a ora. Richiede giusto qualche minuto per l'applicazione, e se non sapete che cosa acquistare o siete alle prime armi, sono sicura che in "liquido" potrete trovare il prodotto che fa per voi.
- Stick o crema: prodotti in voga a periodi. Come punto a favore hanno la praticità, però, se non si fa attenzione a calibrare la quantità di prodotto, l'effetto finale può essere veramente pesante. Ci sono molte formule in stick o crema che possono regalare un effetto naturale, ma l'applicazione deve essere gestita da mani con un po' di esperienza. Se però cercate un effetto super coprente, in pochi passaggi otterrete un risultato full coverage.

GIULIA'S TIPS

Lo so, sono davvero tante le caratteristiche da tenere in considerazione per individuare il fondotinta che soddisfi tutte le nostre esigenze! Ecco quindi alcune domande che potete porvi per orientarvi nella ricerca:

- Che coprenza voglio?
- Quale finish mi piace e/o si adatta alla mia pelle?
- Preferisco un prodotto che non si fissa o che si auto-setta? E il mio tipo di pelle come reagirebbe di conseguenza?
- Ho bisogno di una formula che mi levighi i pori?
- Quale formato mi è più comodo? Si adatta al mio tipo di pelle?
- Per qualche occasione mi serve? Tutti i giorni? Università? Lavoro? Fine settimana di party? Evento speciale? Matrimonio?

Per trovare la tonalità corretta non ci sono molti trucchi: dovete provare il fondotinta sulla pelle, aspettare qualche minuto e controllare se l'effetto vi piace. Sì, avete letto bene: *vi piace*.

La teoria vuole che il colore del fondotinta dovrebbe essere coerente con quello di collo e décolleté; ovviamente sconsiglio di distaccarsi eccessivamente da questi però, se vi sentite più a vostro agio con una tonalità un po' diversa, sentitevi libere di sceglierla. Io ad esempio ho una carnagione molto – troppo – chiara, diafana su viso e collo, ma il décolleté è più scuro e per la maggior parte delle occasioni scelgo di brunire leggermente il volto sfumando il prodotto in ogni zona "a vista". Smorzare leggermente il mio pallore naturale mi fa sentire più a mio agio, anche se didatticamente non sarebbe corretto. Quindi mi sento di dire che se applicate il fondotinta bene, sfumando in modo uniforme oltre che sul viso, su ogni zona del corpo scoperta, potete utilizzare il vostro colore perfetto oppure giocare con mezzo tono più chiaro, scuro, caldo o freddo.

CORRETTORE

La prima domanda che ci si deve porre per capire quale correttore scegliere è: che cosa voglio correggere?

In commercio troviamo correttori per camuffare occhiaie, solchi strutturali, borse, brufoli, macchie rosse, macchie brune, cicatrici, tatuaggi… che, lavorando su problematiche diverse, devono avere formulazioni molto differenti.

Iniziamo a individuare il "problema" per poi capire come correggerlo.

Occhiaie

Come raccontato nelle pagine precedenti, sono la zona scura che caratterizza il contorno occhi. Possono essere di lieve intensità, quindi solo un leggero alone dall'angolo interno dell'occhio fino a metà sguardo, oppure una vera e propria chiazza viola/blu/marrone su tutto il perimetro perioculare, che nei casi più estremi include anche la palpebra superiore.

Abbiamo tre problemi da tenere in considerazione per scegliere il correttore giusto:

- il colore dell'occhiaia;
- la sua intensità;
- l'espressività della zona, assolutamente da non sottovalutare.

L'errore più comune è quello di scegliere il correttore di un colore troppo chiaro con l'idea di schiarire e illuminare l'occhiaia. Se cercate di camuffare lo scuro con una tonalità chiara, otterrete al cento per cento un velo grigio che si vede in trasparenza in corrispondenza della zona coperta, e forse è anche peggio che vederla senza trucco.

L'occhiaia si corregge selezionando la giusta tonalità di correttore dal sottotono correttivo che, sovrapposta al colore scuro, lo annulla rendendolo simile al resto del viso.

Ma come faccio a scegliere la tonalità? La Teoria del colore verrà in nostro soccorso. Osservate il cerchio cromatico: i colori diametralmente opposti, sovrapposti si annullano.

Attenzione: io sconsiglio fortemente di utilizzate i colori correttivi puri. Naturalmente l'occhiaia non è viola, marrone o blu saturo, anche se scura e pigmentata è comunque una tonalità pelle, quindi sovrapporre giallo, rosso o arancio non risolverà la situazione ma creerà una macchia colorata.

Scegliete il correttore del colore del vostro incarnato, ma con il sottotono che vira come segue:

- se avete un'occhiaia viola rossastra, il correttore dal sottotono correttivo deve virare al giallino-rosino;
- se avete un'occhiaia blu verdastra, il correttore dal sottotono correttivo deve virare all'aranciato pescato;
- se avete un'occhiaia marrone o blu scuro intenso, applicate un correttore aranciato rosso. In questo caso il colore da neutralizzare ha bisogno di un forte contrasto cromatico per essere riequilibrato (sennò la zona diventerà grigia). È una delle poche occasioni in cui è necessario applicare una tonalità quasi pura.

È importante applicare il correttore dal sottotono correttivo solo ed esclusivamente sulla zona da correggere. Stendete poco prodotto alla volta tamponandolo con il polpastrello o con un pennello piccolo, senza portarlo in giro sul resto del contorno occhi.

Vedere il colore del correttore dal sottotono correttivo è molto semplice: applicate il prodotto sulla mano, lasciatelo asciugare perché si stabilizzi e dopo qualche minuto vedrete la tonalità definitiva. Per capire però se è giusto per il vostro tipo di occhiaia, l'opzione migliore è provare direttamente il prodotto sulla zona da

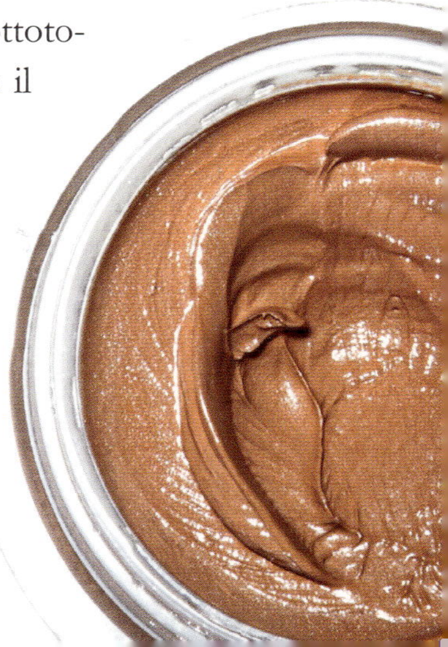

correggere: se lo scuro si annulla allora avete fatto centro, la differenza tra prima e dopo dovrebbe essere lampante; se non lo vedete vuol dire che il correttore non è quello giusto e sicuramente dopo qualche ora l'occhiaia tornerà fuori, quindi vi consiglio di continuare nella ricerca.

Ricordatevi anche che le occhiaie non sono stabili, un giorno possono essere leggere e quello dopo molto più intense, quindi calibrate sempre il trucco in base a quello che vi dice lo specchio, che non mente mai!

Per avere una correzione perfetta, dopo il correttore dal sottotono correttivo applicatene un altro del colore del resto del viso, così da uniformare tutta la zona dall'angolo interno a quello esterno e avere la pelle della stessa texture in tutta l'area perioculare.

Arriviamo all'ultimo dettaglio da non tralasciare, ovvero l'espressività della zona. Pensate a quante volte ridiamo, strizziamo gli occhi se c'è troppa luce, socchiudiamo le palpebre perché non vediamo bene. Qualsiasi cosa applicheremo in questi punti tenderà a scivolare, spostarsi e strizzarsi per le nostre espressioni volontarie e involontarie, e il correttore farà "le pieghette".

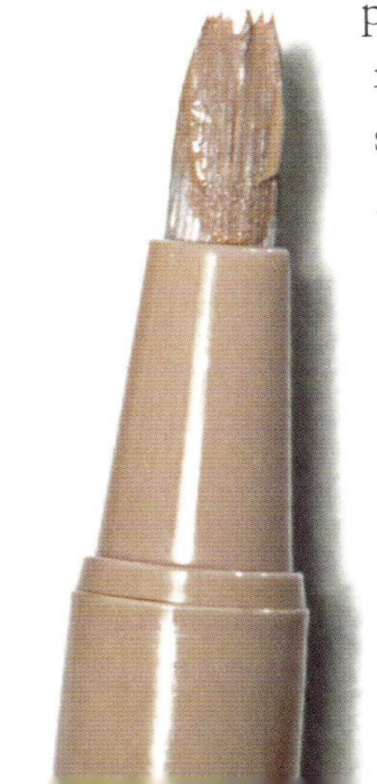

In commercio esistono correttori dalla texture idratante, sottile e più o meno elastica, che quindi sopportano meglio i movimenti del contorno occhi senza segnare eccessivamente. Sono prodotti di estrema qualità e purtroppo, in particolare se si è alle prime armi, non è così facile riconoscerli e vanno provati direttamente sulla zona.

Inoltre è importante fissare le correzioni con la cipria perché non si muovano con il passare delle ore. Ma attenzione, questo gesto è un'arma a doppio taglio. Non vi spiego la tecnica del baking perché ci vorrebbe un capitolo dedicato ma, per fissare in modo classico il contorno occhi, una volta steso il correttore senza neanche la minima increspatura vi consiglio di utilizzare uno strato sottilissimo di cipria (possibilmente polvere libera, che strutturalmente è più sottile rispetto alla versione compatta) con un pennello solo leggermente imbibito e accarezzando delicatamente l'area perioculare. La somma di prodotto in crema e polvere farà sì che il tutto rimanga fermo per ore senza infilarsi nei segni di espressione o svanire. Attenzione a stendere benissimo il correttore in crema o liquido perché, se per distrazione doveste lasciare qualche riga, con la cipria fisserete anche quella.

Ultimo appunto: le quantità sono fondamentali, siate parsimoniosi! Meglio applicare poco prodotto e stratificarlo fino ad arrivare alla correzione che vi soddisfa piuttosto che appesantire la zona con tanto correttore. Applicando troppo prodotto l'effetto di copertura e correzione vi potrà sembrare bello, ma il risultato sarà sicuramente un contorno occhi affaticato e appesantito, soprattutto se non siete più giovanissimi. Quindi la soluzione è poco prodotto alla volta per uno sguardo fresco e risposato!

Borse

Si presentano come un rigonfiamento della zona perioculare. Su questo inestetismo non è facile lavorare perché è un problema di volumi, quindi non c'è molto da fare, ma... ci sono delle cose che assolutamente vanno evitate!

Per minimizzare la sporgenza della borsa è importante illuminare la zona di ombra creata dalla sporgenza stessa. Quindi applicate un correttore illuminante *solo* sotto la borsa per attenuare lo scuro dell'ombra: in questo modo si crea un effetto di illusione ottica poiché il chiaro "porta in fuori" e lo scuro "porta in dentro". Illuminare la zona sotto la borsa ci aiuterà a farla sembrare più in fuori, quindi attenuerà otticamente la differenza di volumi.

È quindi ovvio che cosa si deve assolutamente evitare: vietato illuminare o schiarire la borsa! Essendo già in fuori, illuminare o schiarire la sporgenza non farà altro che accentuarla, quindi sulla borsa applicate un correttore della tonalità del resto del viso.

Per semplificare, su tutta la borsa applicate un correttore del colore del vostro incarnato, mentre sotto la sporgenza scegliete una tonalità un pochino più chiara per riequilibrare i volumi.

Un ultimo appunto: per perfezionare ulteriormente la correzione, applicate un velo di cipria in polvere libera sulla borsa. L'occhio percepisce l'opaco come piatto, quindi otticamente la sporgenza apparirà ulteriormente "in dentro".

Solco strutturale o occhiaia infossata

È esattamente l'opposto della borsa, si presenta come una depressione nella zona del contorno occhi. Viene definita "strutturale" perché è proprio un solco che rientra segnando il perioculare e generalmente parte dall'angolo interno dell'occhio per arrivare circa a metà sguardo. L'aspetto stanco non è dato dal colore scuro dell'occhiaia, ma proprio dall'ombra creata dallo svuotamento. Anche questa situazione non è affatto facile da gestire e con il makeup possiamo solo adottare alcune accortezze. Tenendo sempre a mente che il chiaro porta in fuori e lo scuro porta in dentro, possiamo illuminare la zona del solco – facendo attenzione ad applicare il prodotto in modo preciso solo nella rientranza! – e usare un correttore della tonalità del viso sul resto dell'occhiaia. L'obiettivo deve essere riequilibrare i volumi, quindi schiariamo il solco per portarlo in fuori.

Riassumendo: correttore illuminante nel solco e, per il resto del contorno occhi, un altro della tonalità del viso. Attenzione sempre a essere meticolosi nell'applicazione: consiglio di utilizzare un pennellino di precisione per il correttore illuminante così da posizionarlo solo dove necessario.

Brufoli

Si possono far sparire solo con photoshop, a volte bisogna essere realisti!

Dei brufoli possiamo camuffare il colore perché, come già detto, sulla sporgenza con il makeup è difficile ottenere buoni risultati. Io sconsiglio i correttori correttivi puri: secondo la Teoria del colore per eliminare il rosso si applica il verde e solo successivamente il carne, ma nella maggior parte dei casi l'imperfezione non sparisce e la pelle risulta solo appesantita.

Un brufolo da nascondere è uno dei pochi casi in cui consiglio prodotti molto coprenti. È importante essere precisi, applicare il correttore full coverage della tonalità del resto del viso solo sull'imperfezione, facendo attenzione a non spalmarlo nelle zone limitrofe. Munitevi di un pennellino di precisione, applicate il correttore sul brufolo, lavoratelo con i polpastrelli per appiattire la texture (perché, essendo un prodotto coprente, risulterà più visibile rispetto ad altre formule più leggere) e se necessario stratificate. Procedete in questo modo fino a quando l'imperfezione sparisce.

È importante utilizzare un correttore full coverage della tonalità del viso e assolutamente mai più chiara: essendo il brufolo una zona che sporge, un correttore chiaro la porterebbe ancora più in fuori.

Un'altra informazione da tenere sempre a mente è che il brufolo è una zona infetta e irritata, dunque va trattata solo ed esclusivamente con mani, spugnetta e pennelli pulitissimi per non peggiorare lo stato dell'infezione. La pelle irritata è fisiologicamente a una temperatura più alta rispetto ad altre zone, è come se avesse "la febbre localizzata", ma il caldo compromette la tenuta del makeup. Per questo i correttori, oltre che super coprenti, devono essere a lunga durata e resistenti all'acqua. Nella maggior parte dei casi queste formule si auto-settano, quindi basterà applicarne una piccola quantità, aspettare qualche istante e stenderne un altro "stratino" per rendere la correzione più coprente a ogni layer, mantenendo però un risultato finale piuttosto sottile.

Ricordatevi di tamponare e non strisciare il prodotto sulla pelle, così da non perdere la coprenza ed evitare di spalmare il correttore ovunque facendo un pasticcio. Una volta soddisfatti della correzione, fissate il tutto con uno strato sottile di cipria per prolungare la durata del makeup.

Fun fact: quando le celebrities hanno un brufolo lo trasformano in neo, con ombretto e pomata per sopracciglia. Se non si può usare photoshop, questa tecnica è carina e risolve molti problemi.

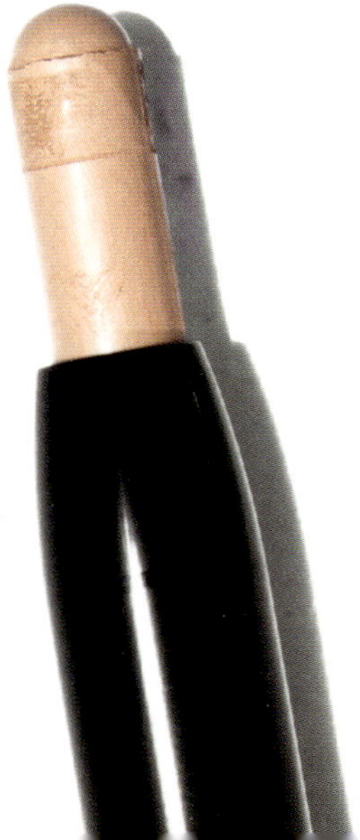

Discromie

Si presentano di diverse dimensioni, colori e intensità. Macchie rosse post brufolo, chiazze marroncine tipo efelidi, arrossamenti da couperose, aloni post depilazione zona "baffetto"…

Se l'inestetismo è lieve si può risolvere applicando un correttore coprente solo sulla discromia e sfumando bene per omogenizzare colore e texture al resto del viso. Se invece la discromia è molto intensa o estesa è meglio procedere con un correttore dal sottotono correttivo, sfruttando sempre la Teoria del colore. Quindi guardatevi bene allo specchio, riconoscete il colore della vostra discromia e ricercate la tonalità opposta sul cerchio cromatico. Il correttore dal sottotono correttivo dovrà virare proprio a quella tonalità per smorzare l'intensità della discromia stessa. Procedete poi stratificando un correttore del colore del resto del viso, oppure il fondotinta. Le regole sono sempre le stesse: piccole quantità alla volta, tamponate senza strisciare, per non perdere coprenza, e fissate con la cipria.

Cicatrici e tatuaggi

Sono gli inestetismi più difficili da camuffare ed è necessario essere piuttosto esperti per correggerli, ma sappiate che in commercio esistono creme, colati, stick eccetera in grado di dare ottimi risultati. Quindi, se avete problemi di cicatrici o tatuaggi da nascondere, recatevi in negozi professionali e fatevi consigliare da un Makeup Arstist, in modo che vi mostri dal vivo come procedere.

In commercio si trovano infinite texture di correttori. Ecco di seguito le principali macrocategorie e per cosa sarebbero più indicate:

Liquido per occhiaie e imperfezioni:

- preferire texture idratanti ed elastiche per il contorno occhi;
- scegliere formule full coverage e long lasting per le imperfezioni (brufoli);
- per le discromie (macchie o aloni) calibrare la scelta della coprenza in base all'intensità dell'inestetismo.

Compatto/stick per le imperfezioni:

- scegliere coprenza e lunga durata per le imperfezioni (brufoli);
- formule morbide e idratanti per le discromie (macchie o aloni); la coprenza deve essere direttamente proporzionale all'intensità dell'inestetismo.

CIPRIA

Fino a ora è tutto molto bello, ma... vogliamo anche che duri? Vi presento la nostra nuova migliore amica: la cipria! Più precisamente, la cipria ci può servire per tre scopi:

1. fissare la base (correttore + fondotinta);
2. opacizzare e minimizzare la comparsa di lucidità;
3. facilitare la sfumatura dei prodotti in polvere ultimata l'applicazione di quelli in crema.

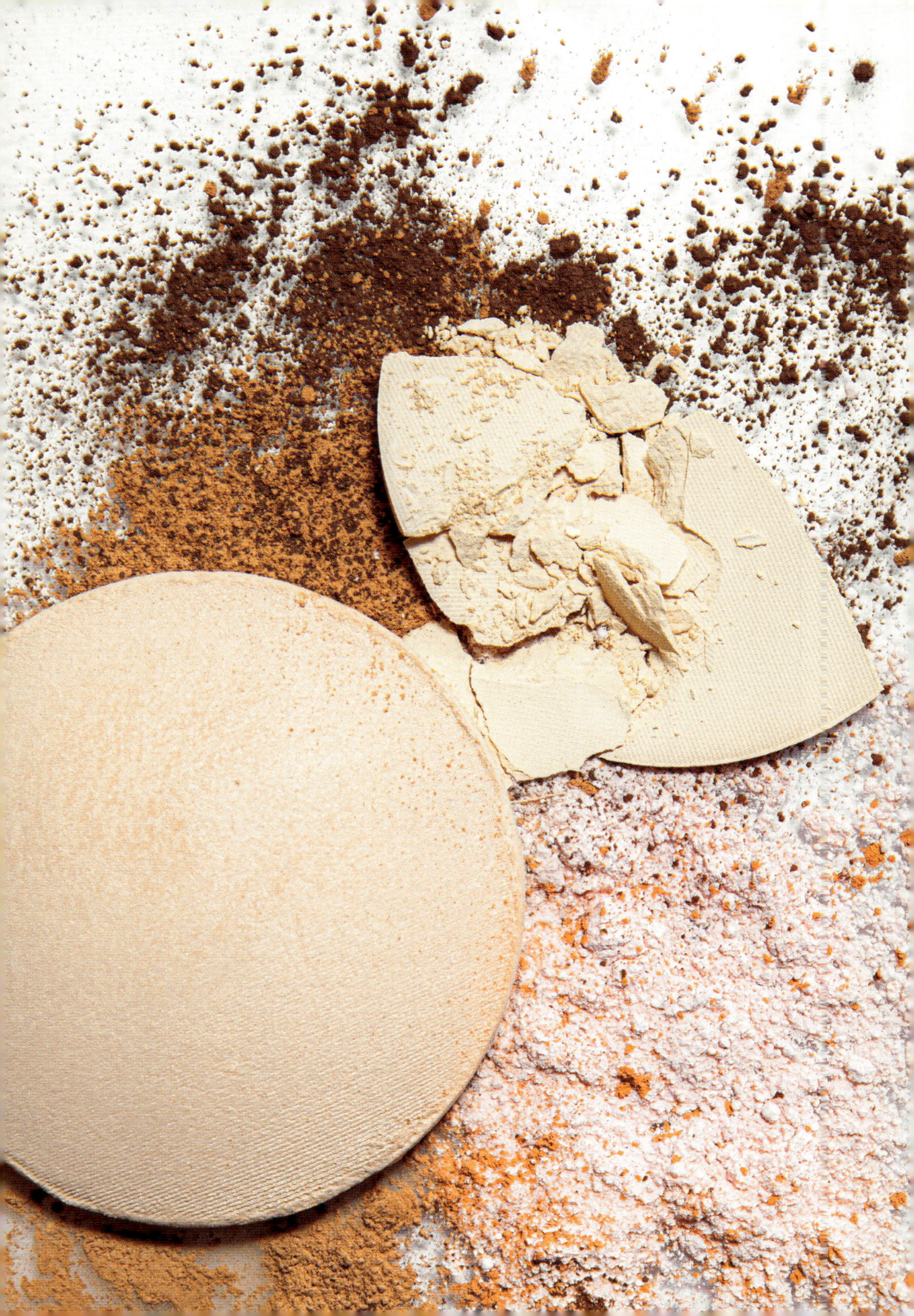

In commercio ci sono svariate proposte proprio perché, svolgendo diversi "compiti", deve necessariamente avere caratteristiche specifiche. Vediamo che cosa si trova in store per capire come orientarsi nell'acquisto.

Il primo grande bivio è: cipria in polvere libera o compatta?

Cipria in polvere libera: composta da particelle di polvere super sottili, segna poco le zone sulle quali viene applicata. Funziona bene per il perioculare, le rughe naso-labiali, i segni di espressione sulla fronte, insomma tutte quelle aree che biologicamente invecchiano prima e tendono a essere molto espressive. Quasi tutti i brand propongono il formato in polvere libera, ma attenzione: perché non segni, il prodotto deve essere di ottima qualità, altrimenti l'effetto sarà quello di una qualsiasi cipria compatta.

Cipria compatta: le formule di qualità e di ultima generazione tendono a essere, anche per questo formato, composte da polveri molto sottili, quindi se scelte in modo oculato non dovrebbero segnare. La polvere però è tenuta insieme da leganti, quindi ha una resa diversa rispetto alla cipria in polvere libera: tende a essere più "presente" sul viso, in termini sia di coprenza sia di spessore.

La versione compatta è indubbiamente più pratica e veloce da utilizzare.

Per entrambi i formati possono variare sia la coprenza sia la capacità levigante.

Possiamo trovare ciprie super leggere che sembrano polveri invisibili e altre molto più uniformanti, quasi dei fondotinta in polvere: regolatevi in base alle vostre esigenze e al vostro gusto. Io, ad esempio, per i look molto naturali da giorno preferisco ciprie super light, mentre per i makeup più strutturati scelgo formule più coprenti.

La capacità levigante delle ciprie in commercio è, anche in questo caso, fortemente variabile. Non è certo obbligatorio scegliere un prodotto con questa capacità (se curate bene la pelle con la skincare routine questa risulterà già liscia e compatta), ma secondo me l'effetto "pelle di porcellana" ottenuto con la cipria è molto affascinante.

Come fare per capire quale coprenza e azione levigante scegliere? Il consiglio è sempre quello di provare il prodotto sul viso: solo in questo modo potrete capire se soddisfa le vostre esigenze o se, al contrario, vi fa sentire a disagio perché troppo trasparente o pesante. Inoltre, applicandola e guardandovi allo specchio con luce naturale potrete verificare l'eventuale azione levigante sui pori e i segnetti del viso.

Provare sulla mano e con le luci di negozio, in particolare se non siete molto esperti, purtroppo non è mai la soluzione ottimale: meglio stendere la cipria nella zona tra naso e guancia (dove la texture della pelle è solitamente meno uniforme), uscire e cercare di capire se il prodotto vi piace.

Ribadisco: la luce naturale non mente mai… i faretti dei negozi a volte sì!
Stabilito il formato, il livello di coprenza e la capacità levigante che ci piace maggiormente dobbiamo scegliere il colore:

Cipria traslucida, trasparente o semitrasparente: solitamente sono leggerissime, letteralmente senza peso – se il prodotto è di qualità! – e funzionano bene per tutti gli skin type e in ogni zona del viso.

Questa opzione è perfetta se siete indecisi su che tonalità acquistare, perché non dovrete scegliere. Inoltre, non avendo colore non rischia di modificare la tonalità dei prodotti che avete steso precedentemente (fondotinta, correttore): un problema molto comune è correggere perfettamente le occhiaie… e poi fissare con una cipria colorata, che modifica il risultato del lavoro fatto precedentemente. L'incontro fra la cipria con colore e il correttore si trasforma sempre in qualcosa di un po' più scuro. Per evitare problemi, una cipria traslucida è la soluzione migliore.

Il "trasparente", però, può essere è un'arma a doppio taglio, perché spesso la polvere è comunque leggermente colorata e richiede attenzione in particolare se avete la pelle molto chiara o scura. La soluzione per non fare danni? Come sempre provare il prodotto! Basterà fare un test sulla mano e osservare come il prodotto si comporta: se non fa macchie scure o chiare avete fatto centro.

Infine, le ciprie compatte o in polvere libera semitrasparenti, trasparenti o traslucide sono velocissime da utilizzare anche con poca attenzione perché, non avendo colore, è quasi impossibile fare macchie o accumuli evidenti di prodotto. Al mattino, quando si è di fretta, sono la svolta!

Cipria colorata: spesso la formula è un pochino più "presente" rispetto alle versioni senza colore, ma se si utilizza un prodotto di qualità il risultato finale sarà comunque sottile e leggero. È utile per dare un boost di uniformità in più alla base e totalizzare leggermente l'incarnato: con la cipria colorata è possibile scurire di mezza tonalità il viso o preparare le varie zone per essere scolpite o illuminate con contouring e highlighting, che scopriremo nelle prossime pagine.

È un prodotto che amo molto alla sera, per dare un aspetto più strutturato alla base, ma anche per il giorno, senza applicare prima nient'altro, così da uniformare leggermente il viso e poter poi sfumare bronzer, blush e highlighter in polvere senza fare macchie. L'effetto naturale è assicurato.

Ogni cipria, infine, è declinata in specifici finish:

Cipria opaca, mattificante, seboregolarizzante: è perfetta per le pelli che producono molto sebo. Si può pensare che il risultato post applicazione non sia naturale e confortevole, ma non sono d'accordo, deve essere semplicemente scelta per lo skin type giusto. Dovete immaginare che il sebo in eccesso "bagni" la formula rendendola più morbida ed elastica. La cipria opaca sulla pelle oleosa o mista (a zone) come aspetto finale non risulterà secca e polverosa, ma perfettamente in equilibrio. Le zone oleose necessitano infatti di un aiutino per tenere sotto controllo l'eccessiva produzione di sebo che sennò, con il passare delle ore, scioglie tutta la base. Chi prova imbarazzo per l'abbondante lucidità, con la cipria matte troverà il giusto modo per mitigare il problema. Inoltre, il prodotto può essere riapplicato all'occorrenza sulle zone più problematiche e potrete finalmente giocarvi l'iconica frase: "Vado a incipriarmi il naso"!

In commercio ci sono infinite opzioni, la cipria opaca può essere in polvere libera, compatta, coprente, levigante, trasparente, colorata… insomma, esiste in tutte le variabili citate sopra.

Cipria luminosa, idratante: adatta per le pelli secche. Un incarnato in salute e in equilibrio non è totalmente opaco, ha sempre un leggero strato di sebo che lo umetta. La pelle secca, come già visto, ha una carenza lipidica, quindi struccata risulta spenta e opaca. Esistono, per queste pelli, ciprie libere e compatte con perle sottili e dalle formulazioni meno asciutte. Le perle illuminano la pelle smorzandone l'opacità e gli attivi emollienti aiutano la polvere a essere meglio accettata.

Negli ultimi anni le ciprie luminose stanno diventando sempre più popolari. Anche chi ha la pelle secca deve avere la possibilità di indossare la cipria per fissare la base e poter successivamente sfumare in modo facile il resto dei prodotti in polvere. Essendo sempre più amate dai consumatori, i brand propongono questo finish in tutti i formati e colori, con percentuali di perle e attivi emollienti molto variabili in modo che tutti gli skin type, a esclusione di quello oleoso, possano indossarlo.

GIULIA'S TIPS

Ecco alcune domande da porsi per capire che cipria acquistare:

- Quale formato potrebbe risultarmi più comodo?
- Voglio che uniformi la base o mi serve solo per fissare i prodotti in crema?
- Ho bisogno di levigare pori e segni sul viso?
- Preferisco un prodotto senza colore, da usare in velocità, oppure mi piacerebbe tonalizzare l'incarnato?
- La mia pelle produce molto sebo? È meglio che irradi il viso con un velo sottile di luce?

La cipria è l'ultimo step prima dell'utilizzo dei prodotti in polvere. L'ho inserita in questo punto del libro perché solitamente contouring, bronzing, blushing e highlighting vengono scelti in versione polverosa, ma, se siete tra coloro che li preferiscono in crema, la cipria è da applicare ultimata la stesura dei prodotti in crema (come vi mostro nel Tutorial base, nel capitolo 6). È proprio l'elemento che sigilla e fissa sulla pelle tutti i prodotti liquidi, cremosi e in stick, perché durino senza spostarsi o sciogliersi con il passare delle ore.

Se non siete molto esperti vi consiglio sempre di stendere uno strato sottile di cipria sulla pelle prima di procedere con le "polveri colorate" come bronzer o blush, sia se non avete applicato né fondotinta né correttore, sia, a maggior ragione, se invece li avete applicati. Questo perché le polveri su un viso struccato, post skincare o sul prodotto "bagnato" tendono ad aderire maggiormente, si appiccicano a sebo, creme, fondotinta o correttori e, "inzuppandosi", cambiano tonalità diventando più scure, piene e intense. Nelle zone meno bagnate invece si appiccicano in modo diverso, risultando più chiare e trasparenti. Il risultato finale sarà una base a chiazze, con macchie di colore antiestetiche e impossibili da sfumare successivamente. Una spennellata di cipria evita tutto questo.

Altro punto importante: mai mixare le texture. Non utilizzate, ad esempio, fondotinta liquido, cipria in polvere e blush in crema, perché il tutto non si fonderà ma si creeranno delle "zolle" di prodotto (io le chiamo così) che, anche in questo caso, sono impossibili da sistemare. Quindi la regola è sempre: prima tutti i prodotti liquidi, cremosi, in stick e poi quelli in polvere.

A questo punto dovreste trovarvi con il viso perfettamente uniformato. Per quanto tutti questi passaggi servano a migliorare la condizione estetica della pelle, nella pratica appiattiscono i lineamenti e tolgono tridimensionalità alle diverse aree del viso. Vi è mai capitato, una volta applicato il fondotinta, di notare meno la sporgenza dello zigomo o i contorni del naso? È normale: uniformando il colore di tutto il viso, l'occhio perde alcuni importanti punti di riferimento. Fortunatamente possiamo ovviare a questa problematica andando a ri-scolpire i nostri lineamenti con la tecnica del contouring.

TRIDIMENSIONALITÀ DEL VISO

CONTOURING

Contouring significa "segnare il contorno" ed è esattamente quello che ci dobbiamo immaginare quando andiamo a realizzarlo. Come vi raccontavo prima, il contouring ci deve servire per restituire i contorni di ogni parte del viso che, essendosi uniformati dopo l'applicazione di fondotinta, correttore e cipria, avranno sicuramente perso di definizione.

Per contorni del viso intendo:

- Tutto l'ovale: parte alta della fronte, tutta l'attaccatura dei capelli fino alle orecchie, mandibola nella sua interezza e mento.
- Naso: da sotto le sopracciglia, la totalità delle ali e la punta.
- Zigomo: una retta immaginaria la cui inclinazione è dal trago all'angolo labiale, nasce dall'orecchio e arriva circa all'altezza della pupilla di un volto con lo sguardo fisso di fronte a sé.

Per restituire al viso i suoi contorni, dobbiamo truccare tutte queste zone con un colore che riproduca l'ombra e, per capire come selezionarlo, ci serve un po' di teoria: l'ombra di qua-

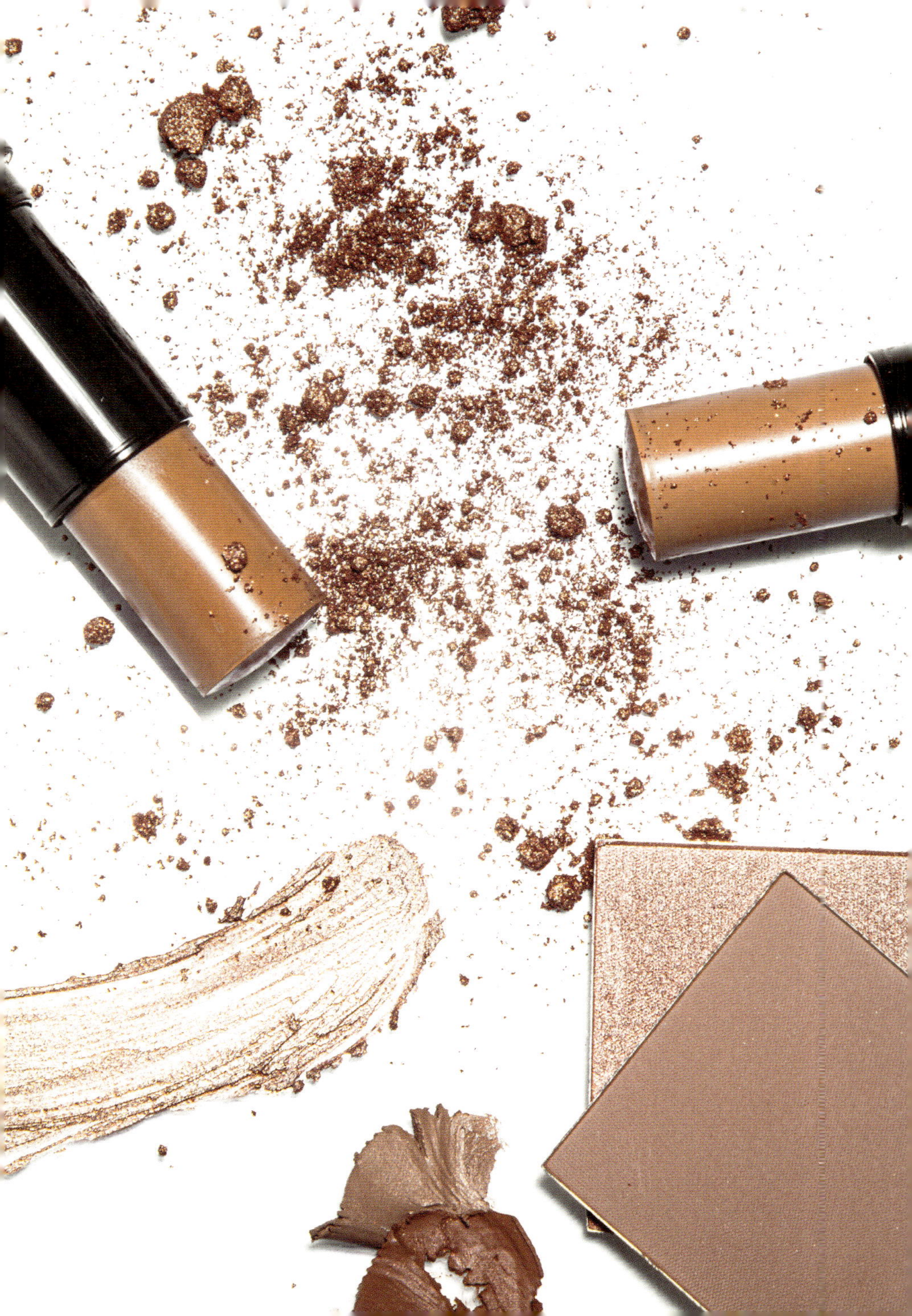

lunque elemento è formata del colore proprio del soggetto con l'aggiunta di una piccola percentuale di tonalità opposta nel cerchio cromatico. Come ormai sapete, i colori opposti sul cerchio cromatico uniti si annullano, dando origine a una tonalità neutra. Possiamo sfruttare queste sovrapposizioni per correggere le discromie, come nel caso dei correttori, ma possiamo usare questa tecnica, "forzandola", anche per il contouring, quindi aggiungiamo una punta immaginaria di nero per ottenere l'effetto di ombra o parziale assenza di luce.

Quindi, come si fa?

Per ricreare l'effetto ombra dobbiamo utilizzare un prodotto di una tonalità coerente con il nostro colore d'incarnato, con una percentuale neutra/grigia all'interno. Applicata sul viso, apparirà del nostro colore di pelle ma, essendo più neutra/grigia, per effetto ottico sembrerà rientrare e, quindi, in ombra.

Scegliete il colore giusto per la vostra pelle, applicate e sfumate poco prodotto alla volta e fate attenzione all'illuminazione che usate per truccarvi. Soprattutto le prime volte, cercate di specchiarvi con luce naturale, diretta e frontale, non dall'alto o laterale, sennò sarà proprio la fonte luminosa a creare ombre strane sul vostro viso, non permettendovi di capire dove fare contouring.

Vi consiglio di non fare strisce e puntini di colore da sfumare in un secondo momento. I pallini nelle foto Tutorial base sono solo esplicativi del posizionamento di contouring, bronzing, blushing e highlighting ma non vanno disegnati e diffusi in un secondo momento, si procede sempre contemporaneamente con applicazione e sfumatura. Il modo più semplice è applicare poco prodotto alla volta, sfumarlo, controllare allo specchio il risultato ed eventualmente ripetere l'operazione fino a raggiungere l'effetto desiderato. Nel Tutorial base vi mostrerò dove realizzare il contouring..

La gestualità è molto importante:

- se il prodotto scelto è in crema, tamponate con delicatezza per non spostare ciò che avete steso precedentemente;
- se optate per una polvere, il pennello deve accarezzare il viso in modo leggero;
- no assoluto a scalpellate con spugnetta e pennelli usati come canne per innaffiare il giardino (immaginate i movimenti, perché spesso li vedo fare) o l'unico risultato sicuro sarà la macchia!

In base al gusto personale e alla vostra abilità potete anche scegliere un colore che sia 4-5 shade più scuro del vostro incarnato, per un risultato più definito e profondo. Io sconsiglio tonalità eccessivamente scure perché il risultato potrebbe sfociare nel caricaturale e, soprattutto se siete alle prime armi, sono piuttosto difficili da applicare e sfumare.

Per gli appassionati di makeup il contouring è uno step di routine ma, se siete nuovi di questo mondo, potete iniziare a sperimentare la tecnica utilizzando la cipria in polvere compatta di una shade 3-5 toni più scura rispetto al vostro naturale colore d'incarnato: essendo poco pigmentata – perché in realtà ha un'altra funzione – sarà molto semplice da gestire. Il prodotto applicato risulterà abbastanza trasparente, quindi uno strato alla volta potrete osservare il risultato, capire se vi piace e calibrare facilmente l'effetto definizione.

Questa in realtà è anche un'ottima soluzione se non avete molto tempo al mattino, dato che con la fretta ci sono più probabilità di fare macchie: la cipria scura, donando un risultato sottile e delicato, in velocità è una fedele alleata.

I prodotti che nascono appositamente con questo scopo possiamo trovarli in commercio in tutti i formati: liquidi, stick, colati e polveri. I colori sono piuttosto neutri/grigi, ma è possibile reperirli anche con sottotono caldo, perfetto quando si vuole realizzare un effetto di pelle abbronzata.

La scelta di utilizzare prodotti cremosi o in polvere dipende dallo skin type e dalla vostra manualità:

- la pelle secca, come sempre, predilige liquidi, colati e stick;
- le pelli miste e grasse vogliono formule in polvere.

Per manualità non intendo solo l'esperienza, ma anche che cosa siete più abili a sfumare. Qualcuno si trova meglio con le creme e altri con le polveri e, non essendo il contouring un prodotto che dovete applicare su tutto il viso, potete scegliere la texture anche in base alla vostra comodità in stesura.

L'effetto più "drammatico" si ottiene realizzando il contouring prima con prodotti liquidi, colati o stick e poi fissandoli con le polveri. Se gestiti bene, il risultato finale sarà molto bello, ma sicuramente più "costruito", per questo adatto a look strutturati con makeup occhi e/o labbra intensi.

Il finish è molto importante per la realizzazione del contouring: è meglio scegliere prodotti opachi perché, trattenendo la luce, enfatizzano otticamente l'effetto sculpting e definizione.

Io amo molto i prodotti per il contouring leggermente luminosi, perché regalano un tocco di freschezza e naturalezza alla base. È però molto difficile selezionarli nel modo corretto, quindi per iniziare è meglio orientarsi su un prodotto matte e sfumarlo sui contorni dell'ovale, del naso e sotto lo zigomo.

BRONZER

Comunemente viene chiamato "terra" o "terra indiana" e ha come obiettivo regalare un effetto abbronzato al viso. Ma, diciamocelo, rende meglio l'idea il termine *sunkissed*, "baciato dal sole". Infatti, quando andiamo a realizzare questo step, dobbiamo riflettere su come si scurisce naturalmente il nostro viso mentre ci abbronziamo.

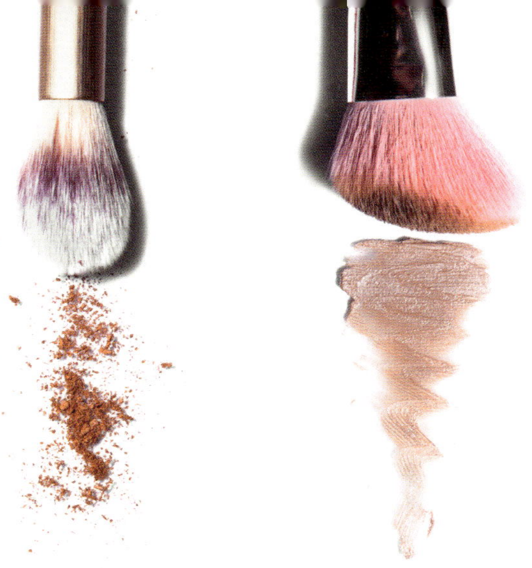

Qualsiasi sia il colore naturale del nostro incarnato, il sole agisce allo stesso modo, scurendo alcune zone e lasciandone più chiare altre. Ci si abbronza più rapidamente su fronte, dorso del naso, gote, parte alta degli zigomi e mento. Questi sono i punti che vengono toccati prima dai raggi solari e che quindi andremo a imbrunire con il makeup per ricreare l'effetto del sole sulla pelle.

Lo "scuro" che dobbiamo usare è molto diverso dal quello che abbiamo scelto per il contouring: parliamo infatti di "imbrunire" e non "scolpire". A grandi linee possiamo dire che tutti gli incarnati si scuriscono declinando il proprio colore di base su tonalità rosa/rossicce oppure caramello/marroncino. Per scegliere che colore di bronzer usare dobbiamo capire verso quale tonalità vira la nostra pelle quando ci abbronziamo.

Anche in questo caso, in commercio è possibile reperire bronzer in tutti i formati: liquidi, colati, stick, polvere libera o polvere compatta e, ancora una volta, i criteri da tenere sempre a mente per la scelta sono lo skin type (le pelli secche prediligono prodotti in crema mentre quelle miste e grasse in polvere) e la vostra manualità.

Il finish gioca un ruolo fondamentale nella realizzazione del sunkissed look! Un'abbronzatura bella e sana in teoria appare radiosa e luminosa, per questo io approvo l'utilizzo di bronzer luminosi, che contengono perle. Questa scelta però può rivelarsi un'arma a doppio taglio perché le pelli miste e grasse, nelle stagioni più calde, rischiano di diventare veramente tanto lucide già a poche ore dalla realizzazione della base. Quindi, se avete la pelle secca potete tranquillamente utilizzare un bronzer shimmer, mentre se la vostra pelle è mista e grassa, nelle stagioni più calde è meglio che scegliate qualcosa di più opaco.

Infine, come anticipato prima, se siete dei fan incalliti dell'effetto sunkissed, il look si può enfatizzare ulteriormente scaldando anche il contouring. Scegliete una tonalità opaca ma calda (invece che neutro/grigia) per scolpire e sulle zone che vengono colpite dal sole sfumate un bronzer del colore della vostra abbronzatura.

L'ultima attenzione necessaria va posta al posizionamento del bronzer. In teoria le zone da scurire, come abbiamo detto, dovrebbero essere: fronte, ponte del naso, guance, parte alta degli zigomi e mento. Siccome è esteticamente piacevole quando la parte centrale del viso risulta più in luce rispetto ai contorni, applicare il bronzer su tutta la fronte potrebbe appesantire il look e appiattire i lineamenti. Applicatelo nei "contorni" nella fronte, per intenderci sopra agli angoli sopracciliari, così da ottenere un viso delicatamente scaldato ma comunque fresco (nel Tutorial base la foto è molto esplicativa). Le altre zone calibratele secondo il vostro gusto personale.

BLUSH

Lo storico phard adesso è definito *blush*, che significa "arrossire", ed è proprio l'effetto che dobbiamo immaginarci quando realizziamo questo step.

I blush regalano "l'effetto salute" al viso e possiamo trovarli nelle sfumature più svariate: pink pastello per le pelli chiarissime, rosa acceso amato dagli asiatici e rossi profondi per le carnagioni scure. Questi sono solo tre esempi, ma in commercio c'è veramente di tutto: carne, arancio, ambra, biscotto, ciliegia… È uno dei prodotti di makeup più amati e utilizzati in assoluto.

Mi sento di dire che il colore delle gote è fortemente influenzato dalle mode. Ci sono stagioni in cui il rosa è l'assoluto protagonista, poi il pesca diventa il must have di tutte le collezioni fino al sovvertimento totale delle regole, quando il monochrome look fa da padrone e guance, occhi e labbra devono essere marroncini.

Per questo step dovete giocare e divertirvi, scegliere quello che vi fa sentire più a vostro agio o, se vi piace, seguire la moda. Io ad esempio amo utilizzare colori super basic per tutti i giorni, per un makeup fresco abbondo con il rosa, mentre con le red lips il rosso è il mio fedele alleato.

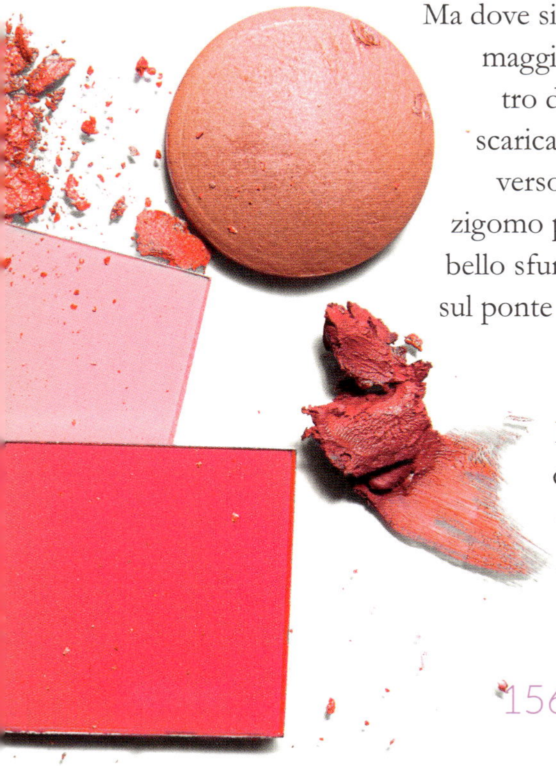

Ma dove si applica il blush? La zona di maggiore concentrazione è il centro della gota, poi vi consiglio di scaricare il pennello o la spugnetta verso l'esterno in direzione dello zigomo per evitare l'effetto Heidi. È bello sfumare anche un velo di blush sul ponte del naso, per aggiungere un tocco di freschezza al look.

I blush sono reperibili in commercio in tutti i formati e le regole da tenere a mente per scegliere quello più adatto a voi sono le solite: skin type e manualità. Ma attenzione... ai pori!

La zona di applicazione del blush è proprio il punto del viso in cui la grana della pelle è meno uniforme. I prodotti con perle (quindi quelli dal finish shimmer) tendono a enfatizzare la grana della pelle, sono proprio una lente d'ingrandimento sui pori dilatati. Se avete una pelle piuttosto normale non correrete nessun pericolo nell'indossare blush luminosi che, personalmente, sono i miei preferiti. Ma se la vostra texture è molto disomogenea, sarà meglio optare per un finish matte.

HIGHLIGHTER

Anche questa tecnica ci serve per ridare tridimensionalità al viso e lo fa restituendo le luci (*highlighting* significa "illuminare"). È una tecnica che va spesso a braccetto con il contouring, ma non devono necessariamente essere utilizzate assieme per funzionare. Se il contouring esalta le ombre, l'highlighting enfatizza le luci, quindi serve lavorare con il makeup sulle zone del viso che naturalmente sporgono di più.

Le zone da considerare per questo step sono: arcata sopracciliare, ponte e punta del naso, parte alta di zigomi e gote, arco di cupido e mento.

Per realizzare questa tecnica facciamo riferimento alla pittura: la zona di massima luce nei dipinti (pensate alle onde del mare o alla lucidità di una mela rossa) viene spesso rappresentata con un dettaglio di tempera bianca e la figura in quel punto perde di definizione. Questo perché la sensazione da trasmettere a chi guarda è proprio che in quel punto la luce si rifletta così fortemente da abbagliare e non permettere neanche di distinguere bene i dettagli.

Ecco, lo stesso effetto è riproducibile con il makeup! Nelle zone più sporgenti del viso possiamo applicare dei prodotti che riflettono moltissimo la luce, tanto da "abbagliare" chi ci guarda. L'illusione ottica che si crea è che tutta questa luce brilli sull'estremo apice di una zona molto sporgente, quindi il punto illuminato "viene in fuori" rispetto al resto dei volumi del volto. Posizionare l'illuminante in modo strategico permette di far sembrare più prominenti i punti del viso che mancano di dimensione. Un esempio per tutti sono gli zigomi: la maggior parte delle persone li desidera pieni e rimpolpati e infatti sono i punti su cui più spesso si utilizza questa tecnica.

Ci sono alcuni dettagli ai quali bisogna prestare attenzione per selezionare il prodotto perfetto per le proprie esigenze.

L'illuminante è composto da perle che riflettono la luce (sul bianco, champagne, rosa, oro, rame, ma anche verde, azzurro...) e dalla "base colore", ovvero quella nuance che il prodotto assume quando non è colpito da una fonte luminosa. È proprio alla base colore che dobbiamo fare attenzione, perché potrebbe creare aloni o macchie sul viso. Da individuare è semplicissima, basta che applichiate il prodotto sulla mano e la incliniate in modo che non venga colpito da una fonte luminosa: quella che vedete è la base colore.

Ma come faccio a capire se la base colore funziona per il mio viso? Semplice, deve essere tono su tono rispetto al vostro colore d'incarnato; ci sono addirittura dei prodotti (i miei preferiti) che hanno una base colore trasparente.

Se applicate un'illuminante che riflette la luce in modo "wow", ma la cui base colore è sbagliata per il vostro viso, in mancanza di illuminazione diretta vi troverete sul volto, in corrispondenza dell'highlighter, aloni grigi o macchie scure.

Attenzione anche allo spessore del prodotto che scegliete di utilizzare. In generale possiamo dire che:

- più la formula e la perla sono spesse, più il prodotto sarà visibile;
- meno la formula e la perla sono spesse, più il prodotto sarà discreto.

Gli illuminanti di ultima generazione si stanno spostando in una direzione di "formula sottile e alta capacità riflettente", però attenzione! Anche i prodotti più conosciuti in commercio potrebbero, se gestiti in modo sbagliato, lasciare

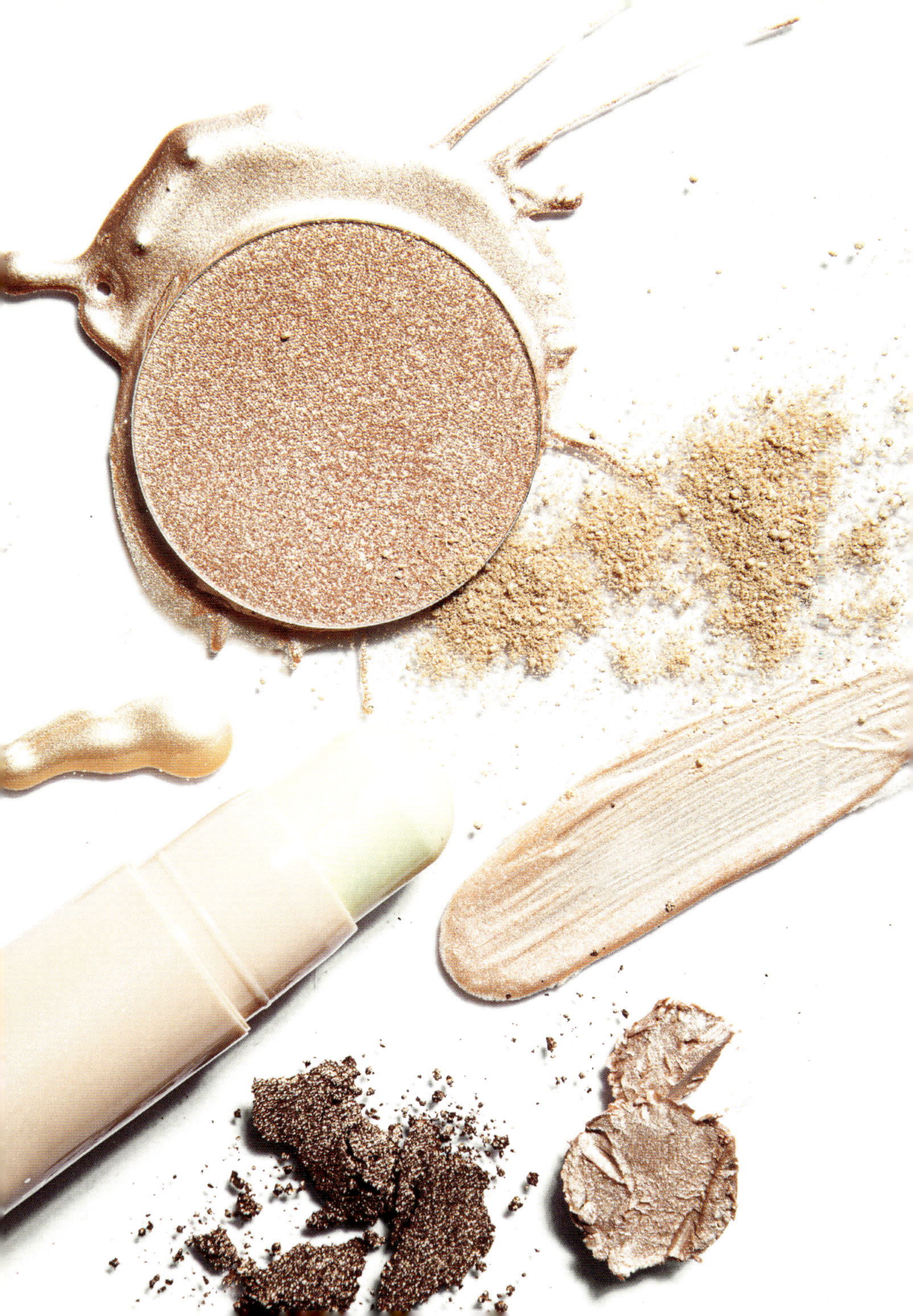

striature di materia sul viso. Non fatevi intimorire, se vi piacciono gli highlighter molto riflettenti utilizzateli, ma sfumate bene la texture in modo che non rimangano tracce di perla evidenti appoggiati sul viso.
Altra nota dolente: più l'illuminante è spesso e riflettente, più segna la texture della pelle.

Abbiamo capito che i prodotti shimmer evidenziano i pori, perciò l'highlighter, dato che è composto praticamente soltanto da perle, se applicato nei punti più critici del viso enfatizzerà texture disomogenee e rughette. Io, amando l'effetto che questo step regala ai volumi del volto, non mi faccio particolari problemi e (su di me) abbondo anche se i pori risultano enfatizzati. Però ve lo segnalo, perché molti si sentono a disagio con una pelle poco compatta; se siete tra questi, nei punti più problematici non esagerate con il prodotto.

L'illuminante è reperibile in tutti i formati, da selezionare in base allo skin type e alla vostra manualità, ma per il posizionamento del prodotto fate particolare attenzione al vostro tipo di pelle. Le pelli secche non hanno particolari restrizioni, cercate solo di evitare le zone più segnate; invece le pelli miste e grasse potrebbero incontrare problemi di untuosità con il passare delle ore, quindi evitate, oltre alle aree non omogenee, anche quelle che si lucidano maggiormente.

FIXER

Consiglio sempre a fine makeup, in particolare terminata la base, di vaporizzare uno spray fissante specifico (non un'acqua termale o un tonico in spray) perché tutti gli strati di prodotti applicati precedentemente si fondano tra di loro ed eventuali residui o eccessi di polvere siano minimizzati. La base risulterà più bella, sottile e uniforme.

Gli spray fissanti sono come una nuvola magica che migliora il vostro makeup. Nella mia esperienza le formule che otticamente influiscono davvero sul risultato finale del trucco sono quelle che dichiarano un effetto idratante, glowy, long lasting e mattificante.

Gli altri, purtroppo, promettendo mare e monti spesso non fanno praticamente nulla. Quindi mi soffermerò ad analizzare solo i quattro citati sopra.

- Idratante: se abbiamo esagerato con le polveri, regala istantaneamente una sensazione di comfort. Molto adatto per le pelli secche e miste.
- Glowy: dà un vero e proprio effetto bagnato alla base, quasi lucido, quindi perfetto a livello ottico e sensoriale per le pelli secche.
- Long lasting: non regala comfort e luminosità ma fonde gli strati di makeup, sigilla e toglie l'effetto polveroso. Possono giovarne tutti i tipi di pelle.
- Mattificante: opacizza e aiuta a mantenere sotto controllo

la fuoriuscita di sebo. Ottimo per le pelli grasse o miste, ma solo a zone (T).

Vaporizzate il fixer facendo attenzione a non bagnare il makeup occhi (nel caso lo abbiate già realizzato), e fino alla completa asciugatura non toccate assolutamente il viso perché potreste intaccare la base. Attenzione a coprire capelli e vestiti, in particolare se utilizzate il fixer glowy o mattificante, poiché potrebbero rispettivamente ungere e impolverare un pochino ciò con cui entrano in contatto.

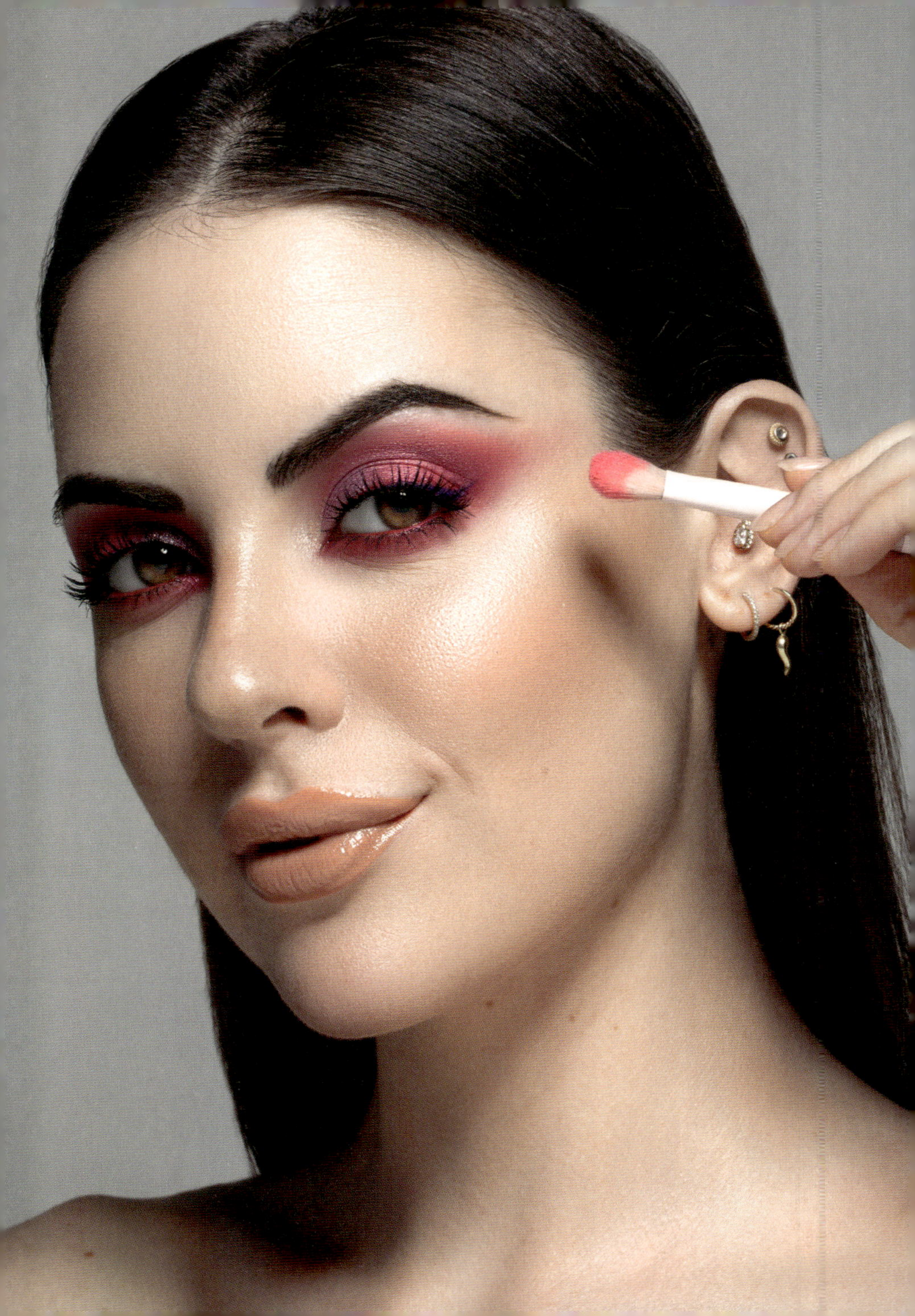

OCCHI

Dicono che gli occhi siano lo specchio dell'anima… quindi facciamo rispecchiare quello che siamo!

Vedremo quali sono i prodotti che si trovano in commercio per esaltare lo sguardo, ma ricordate che nel makeup ogni prodotto, se utilizzato in "sicurezza" (per intenderci, non usate lo smalto per realizzare l'eyeliner!) può essere applicato dove preferite. Io amo utilizzare bronzer e highlighter per realizzare look delicati da giorno o bold per la sera. La prima regola è sempre: provare! Toccate, applicate, sperimentate e scegliete le combinazioni che preferite. Quindi qui vi racconterò i prodotti relativi al segmento "eyes" che potete trovare sugli scaffali perché possiate capire che cosa acquistare, ma tenete presente che i prodotti per occhi, viso e labbra sono intercambiabili.

PRIMER OCCHI

Poca spesa, tanta resa!

Pensavate che l'argomento "primer" l'avessimo esaurito molte pagine fa… e invece no! Anche per gli occhi è doveroso iniziare dalla base: è obbligatorio costruire il nostro makeup su fondamenta solide, sennò possiamo dire un grande ciaone a uniformità, sfumature e durata. Poche cose sono scientificamente provate su questo pianeta, ma che l'ombretto senza primer va a finire nelle pieghe è una di quelle!

La pelle delle palpebre è quasi sempre più "sebosa" rispetto a viso e contorno occhi, inoltre è soggetta a movimenti unici. Il naturale atto di apertura, chiusura e altri movimenti dell'occhio fa intersecare e frizionare la pelle della palpebra mobile (ovvero la parte "morbida", quella che si muove) e quella fissa (la zona "dura", che sta ferma) nella piega palpebrale infinite volte al giorno. Tutto questo fa sì che serva uno step specifico che ci aiuti a gestire bellezza e durata del makeup: il primer occhi ha proprio la funzione di creare una base uniforme a cui possano aderire i prodotti che stendiamo successivamente.

Nello specifico, sono tre i motivi fondamentali per i quali dovete utilizzare il primer occhi:

1. Palpebra mobile e fissa hanno "sebosità" diverse e il primer uniforma questo aspetto. L'ombretto in polvere sulla

palpebra mobile, più unta, aderisce "bagnandosi" maggiormente e risulta più pieno e intenso. La palpebra fissa invece ha una "sebosità" normale, quindi pienezza e intensità saranno inferiori. Immaginiamoci di applicare un ombretto blu: sulla palpebra mobile si appiccicherà immediatamente in modo pieno e intenso, mentre su quella fissa l'aderenza sarà inferiore e il colore più chiaro e delicato. Il problema è che palpebra mobile e fissa sono attaccate! Queste differenze saranno lampanti, con il risultato che il look finito apparirà sicuramente non uniforme.

2. Se, come abbiamo appena visto, i prodotti aderiscono in modo diverso su palpebra mobile e fissa, anche la sfumatura, di conseguenza, risulterà non regolare e aerografata. Quindi andremo ancora incontro a un look a chiazze e poco curato.

3. Ultimo punto, ma non per importanza… la durata! I primer sono formulati con ingredienti che limitano la produzione di sebo. Come il detergente oleoso, anche il sebo scioglie il makeup e la prova evidente è quando a metà giornata chiudendo l'occhio vi ritrovate matita, eyeliner e ombretto rappresi in "righette". È proprio il sebo ad aver sciolto e spostato tutto il trucco.

Che dite, sono sufficienti come motivazioni perché applichiate il primer occhi? Molto spesso il look risulta disomogeneo o poco duraturo non perché siete voi imbranati a truccarvi, ma semplicemente perché tralasciate l'applicazione del primer occhi!

Queste sono le domande che ricevo più frequentemente:

- Anche se uso poco makeup devo applicare il primer occhi?

Sì! Il primer occhi minimizza molte problematiche, come ad esempio il mascara che si stampa sulla palpebra fissa. Avete presente quando sotto le sopracciglia vedete delle righette nere? È il mascara delle vostre ciglia che, quando aprite gli occhi, "sbatte" sulla palpebra fissa e viene sciolto dal sebo presente naturalmente su di essa. Basterà il primer occhi e, se non usate ombretti, un velo di cipria per risolvere il problema!

- Posso usare fondotinta, correttore o cipria come primer occhi?

Queste opzioni le sconsiglio. Fondotinta, correttore e cipria possono creare una base di colore uniforme per applicare gli ombretti, ma non tengono sotto controllo il sebo come invece fa il primer occhi. Ve lo dico per esperienza personale: se avete la palpebra oleosa, comunque si "mangerà" l'impalcatura creata.

OMBRETTO

In commercio esistono infinite variabili di ombretti, ma per semplicità li divido in due macrocategorie: crema e polvere.

Ombretti in crema: tra questi troviamo matitoni, stick automatici, colati in jar/pot, in tubetto o liquidi. Provandoli vi renderete conto che, nonostante il formato sia lo stesso, alcune formule:

- non si settano, rimanendo sempre "bagnate";
- si asciugano, perdendo lo strato superficiale appiccicaticcio;
- si fissano, diventando completamente asciutte e in alcuni casi addirittura waterproof.

Non c'è una formula giusta e le altre sbagliate: dipende dall'utilizzo che ne dovete fare. Gli ombretti in crema che non si settano, rimanendo bagnati, sono perfetti se dovete realizzare dei makeup molto saturi: la base cremosa umida ospita l'ombretto in polvere che va applicato successivamente, potenziandone la pienezza e l'intensità. È una tecnica da sperimentare quando si ha già un po' di manualità, perché è abbastanza complessa. Bisogna stendere in modo super uniforme l'ombretto in crema e poi tamponare delicatamente quello in polvere: il risultato sarà super bold, ve lo assicuro!

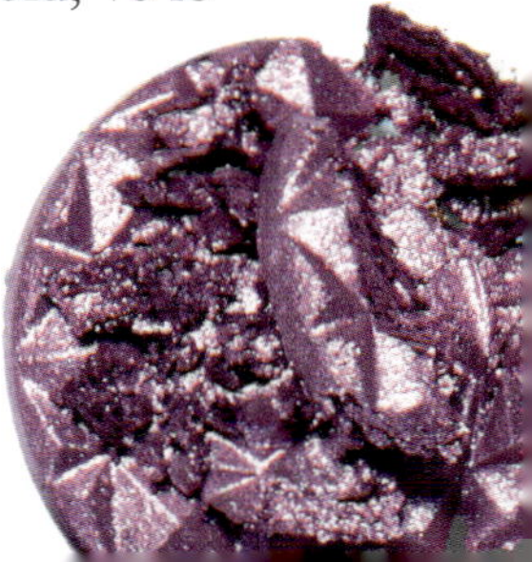

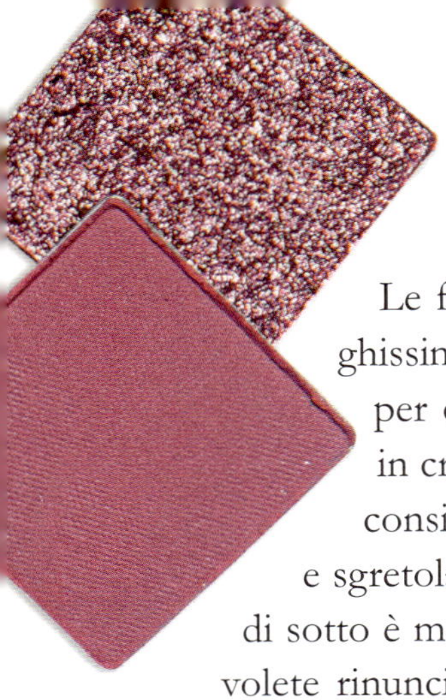

Le formule che si fissano non diventando a lunghissima durata o resistenti all'acqua sono indicate per chi ha la palpebra molto secca. Gli ombretti in crema waterproof tendono infatti ad avere una consistenza più asciutta, che potrebbe creare grumi e sgretolarsi con il passare delle ore quando la pelle al di sotto è molto arida. Se avete una palpebra secca e non volete rinunciare alla comodità di un ombretto in crema, scegliete questa opzione.

Infine ci sono quelli che si fissano diventando waterproof, d'obbligo per l'estate! Pratici e veloci da utilizzare perché si possono stendere direttamente con le dita, vi permettono di essere pronti in pochi gesti e siete sicuri che il trucco resisterà perfettamente per tutta la giornata. Se non avete la palpebra super oleosa potete, solo in questo caso, skippare lo step del primer occhi.

Ombretti in polvere: in questa categoria rientrano i pigmenti in polvere libera, le polveri pressate o compatte (ovvero gli ombretti classici), gli ombretti cotti e i cream to powder. Anche in questo caso non c'è un meglio o un peggio, dovete provare a capire quali formule si addicono alla vostra manualità e all'effetto finale che volete ottenere. Se siete alle prime armi, consiglio di preferire prodotti poco pigmentati perché spesso risultano più facili da applicare e sfumare.

Sfato alcuni miti molti diffusi sul web:

- *Se un ombretto è poco pigmentato è di scarsa qualità*: anche chi non è un makeup artist deve poter acquistare un ombretto ed essere in grado di gestirlo. La pigmentazione delicata facilita applicazione e sfumatura del prodotto.
- *Se un ombretto è molto pigmentato allora è una formula ben fatta*: quando il colore è pieno ma poi è disomogeneo, non si sfuma e fa *fall out*, io mi sento di dire che non è un prodotto "ben fatto".
- *Se l'ombretto swatcha bene allora è di qualità*: se il prodotto preso con le dita e strisciato sul braccio è pieno, intenso e uniforme, non necessariamente lo sarà anche sui vostri occhi. Per verificarne la bellezza e la qualità va provato, realizzando il makeup.
- *Se l'ombretto non swatcha bene allora è di bassa qualità*: moltissimi ombretti che io amo sembrano anonimi e bruttini in swatch, ma sugli occhi fanno letteralmente magie! In tre spennellate siete truccati senza fatica e macchie… provare per credere!

La verità è che, come per tutti i prodotti visti fino a ora, la prova del nove la potete avere solo testando il prodotto su di voi e verificando che soddisfi o meno le vostre esigenze e manualità.
Gli ombretti in crema e in polvere esistono in tutti i finish: sheer, shimmer, matte, glitter, metal, caleidosco-

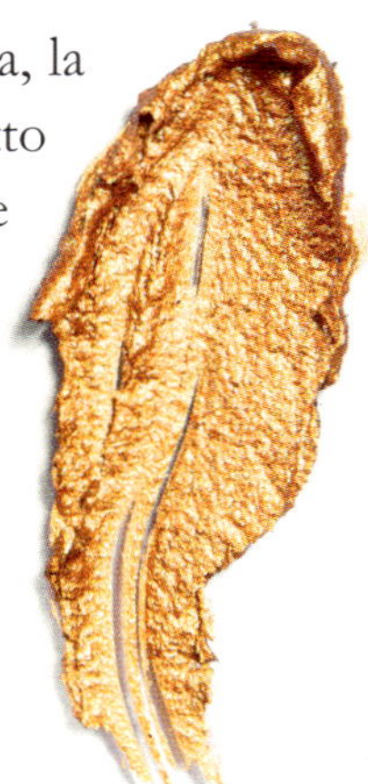

pico, cangiante, duochrome e triochrome, per la cui spiegazione vi rimando al glossario.

MATITA

Matita nera all'interno dell'occhio e mascara sono il binomio makeup occhi che tutti, o quasi, abbiamo sperimentato per primo; il tratto scuro nella rima cigliare rende lo sguardo profondo, intenso e magnetico… quasi magico!

Tecnica di applicazione, tipologia di prodotto e tonalità possono trasformare radicalmente l'occhio di chi indossa la matita. Facciamo una carrellata delle macrocategorie che possiamo trovarci di fronte quando andiamo a fare shopping:

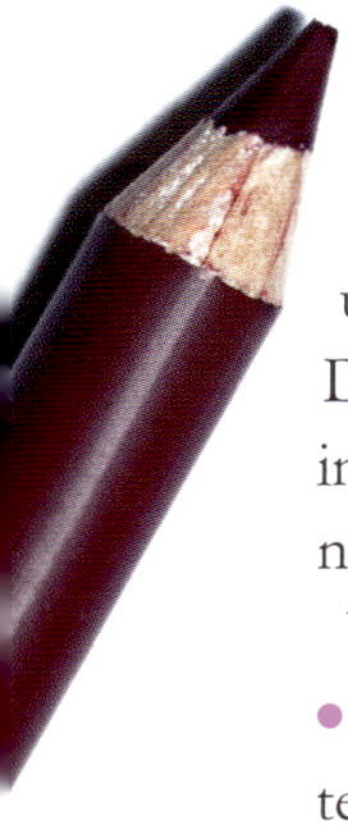

In legno, classica: è il formato più comune, la formula della matita è inserita in un astuccio in legno temperabile. Nella maggior parte dei casi le matite di questo tipo hanno una pasta morbida, molta scrivenza e una durata normale. Detto semplicemente, appena la mina tocca la pelle rilascia immediatamente il colore, senza bisogno di calcare. Si fissano poco e per questo rimangono sempre sfumabili.

Vi consiglio questo formato se:

- avete la palpebra molto secca, quindi anche se applicate un prodotto non a lunga durata rimarrà fermo, senza sciogliersi;

• volete realizzare una riga molto sfumata: questa formula è semplicissima da lavorare. Per prolungarne la durata è bene fissare il tratto con un prodotto in polvere;
• il vostro occhio non lacrima, quindi il prodotto da applicare nella rima interna non deve essere necessariamente long lasting.

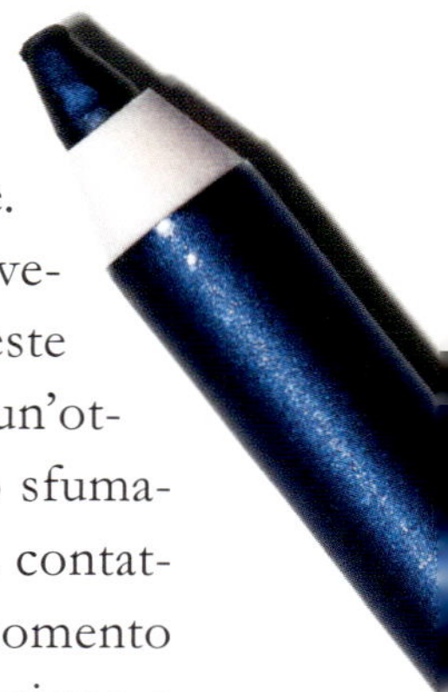

Colata in plastica: esteticamente è simile alla mina in legno, ma in questo caso la formula è colata in un astuccio di plastica, sempre temperabile. La pasta, rimanendo più protetta dall'aria, può avere caratteristiche diverse, infatti molto spesso queste matite sono a lunga durata o waterproof. Hanno un'ottima scrivenza e, dopo l'applicazione, rimangono sfumabili per pochi minuti: appena la formula entra in contatto con l'aria si auto-setta, rimanendo lì fino al momento dello struccaggio, per questo bisogna fare attenzione a richiudere sempre bene il tappo dopo l'utilizzo, altrimenti la formula si asciuga.

Vi consiglio questo formato se:
• la vostra palpebra è normale e volete un prodotto che duri tutto il giorno;
• avete buona manualità: asciugandosi velocemente dopo l'applicazione, se siete alle prime armi potreste avere difficoltà nel realizzare il disegno e l'eventuale sfumatura;
• lacrimate: il formato colato in plastica, essendo quasi sem-

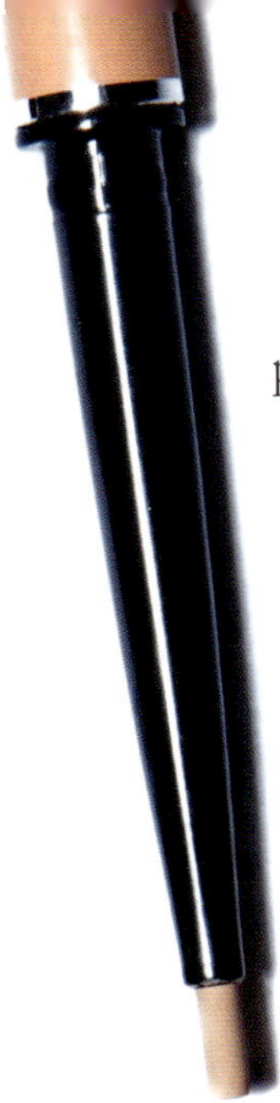

pre long lasting, dura più a lungo all'interno e all'esterno dell'occhio.

Automatica: è l'evoluzione della colata in plastica e ha praticamente le sue stesse caratteristiche, ovvero si auto-setta in pochi minuti ed è a lunga durata o resistente all'acqua. In questo caso però la formula è colata in un pack di plastica che non necessita di essere temperato: per intenderci, la mina esce automaticamente girando l'astuccio che la contiene. Molto comoda perché è sempre pronta per l'utilizzo, però attenzione: non facendo la punta, spesso il tratto è meno sottile rispetto agli altri formati. Solitamente compreso nel pack c'è un mini-temperino, che però non affila la mina come le altre versioni. Esistono le matite automatiche "micro", un po' difficili da reperire ma che unisono la comodità dell'automatica e la precisione della temperabile.

Vi consiglio questo formato se:

- la vostra palpebra è normale e volete un prodotto che duri tutto il giorno;
- avete buona manualità: asciugando poco dopo l'applicazione, se siete alle prime armi potreste avere difficoltà nel realizzare il disegno e l'eventuale sfumatura;
- lacrimate: il formato automatico, essendo quasi sempre long lasting, dura più a lungo all'interno e all'esterno dell'occhio;

- volete un prodotto veloce e comodo: non dovendola temperare a ogni utilizzo, al mattino è sempre pronta all'uso!

Regole base dell'utilizzo delle matite

Scura all'interno dell'occhio: rende lo sguardo magnetico e profondo, ma tende a rimpicciolire. Se avete un occhio grande o normale nero, marrone, blu notte, petrolio o melanzana questa modalità è super approvata, sennò meglio evitare.

Chiara all'interno dell'occhio: ingrandisce e rinfresca. Avete gli occhi piccoli o semplicemente dormito poco? Usare una tonalità carne o avorio apre lo sguardo e fa apparire l'occhio più riposato (non sono però una fan del bianco gesso, perché può sfociare nell'effetto bambola assassina: meglio utilizzare cromie più morbide).

Colore a contrasto: sfruttare anche in questo caso la Teoria del colore è un'opzione interessante. Utilizzare nella rima interna o esterna la tonalità opposta sul cerchio cromatico rispetto al proprio colore di iride indubbiamente lo illumina. Vi consiglio di provare: potreste amare l'effetto o, al contrario, sentirvi poco a vostro agio per il risultato troppo eccentrico.

Sottolineare la rima superiore, totalmente o in parte: se il vostro occhio è predisposto per questa tecnica, il risultato sarà bellissimo. Come capire se l'occhio è predisposto alla riga? Guardatevi dritti allo specchio: la palpebra fissa non deve coprire totalmente quella mobile. Se c'è spazio sulla palpebra mobile per realizzare un tratto di linea, nella maggior parte dei casi l'occhio risulterà bello e sottolineato. Se, al contrario, la palpebra mobile è tutta coperta da quella fissa, provare a "farci stare" una riga potrebbe appesantire lo sguardo, e allora è meglio evitare.

Come capire se è meglio fare una riga intera o solo a metà? Immaginate una retta che passi dall'angolo interno dell'occhio a quello esterno. Se questa ha una direzione orizzontale o ascendente (che va verso le tempie) allora potete fare una riga completa. Se invece questa retta ha una direzione discendente (va verso la mandibola) vuol dire che avete un occhio "all'ingiù": sarà quindi più opportuno realizzare solo mezza riga che parte da metà sguardo e arriva fino all'angolo esterno. In questo modo riuscirete a "tirare su" l'occhio, e l'effetto correttivo sarà ancora migliore se prolungate la codina della riga verso l'alto (può esservi utile lo step 1 del Tutorial eyeliner di pagina 182).

Se siete alle prime armi provate a realizzare una riga grossolana con la matita e a sfumarla aiutandovi con un pennellino: non serve troppa precisione e avrete la possibilità di iniziare a capire come strutturare la linea perfetta per il vostro occhio. Quando acquisirete dimestichezza potrete lasciare il tratto definito o addirittura passare all'eyeliner.

Io amo molto l'effetto della matita sfumata, regala uno sguardo sottolineato ed elegante. Inoltre può essere adatta anche a chi non ha l'occhio predisposto per indossarla, dal momento che il risultato più morbido si camuffa meglio in una palpebra fissa un po' cadente. Infine è velocissima da realizzare al mattino: non ci vuole precisione e in pochi gesti avrete lo sguardo sottolineato senza rischiare asimmetrie o macchie. Sperimentate questa tecnica senza paura, ne rimarrete estasiati!

Ovviamente anche le matite possono essere di tutti i finish: matte, lucido, glitter, duochrome eccetera. La scelta deve ricadere sempre su ciò che vi piace di più indossare!

EYELINER

Conosco persone che non escono di casa senza eyeliner e, lo ammetto, a fasi alterne della vita io sono tra quelle!

Per realizzare una perfetta riga di eyeliner quello che serve è:

- predisposizione dell'occhio, come già visto per la matita;
- allenamento;
- fortuna, per non usare un altro termine! ;)

L'industria cosmetica propone tantissime varietà fra le quali scegliere, perché gli occhi sono tutti diversi e ognuno di noi ha una propria manualità nel tracciare le righe. Vediamo le

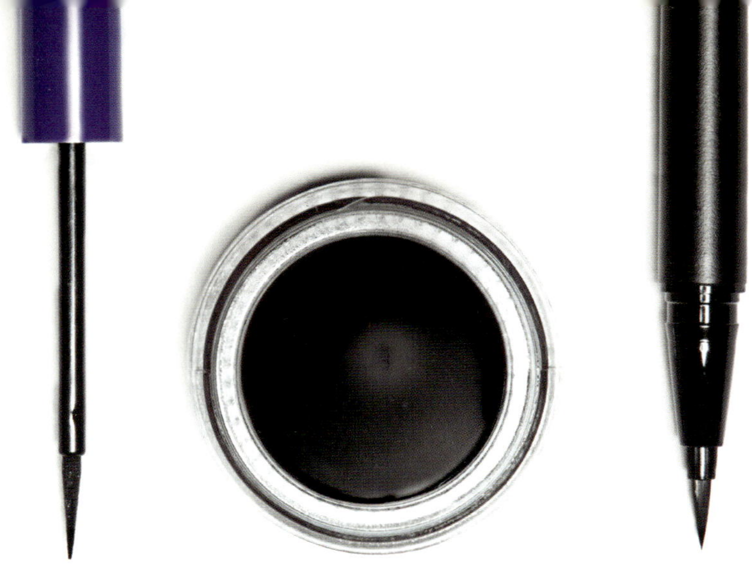

opzioni principali che ci troviamo di fronte quando facciamo shopping di trucchi.

China o calamaio: probabilmente molti di voi hanno scelto questa tipologia la prima volta che hanno acquistato un eyeliner. È formato da due parti: un applicatore e un jar che contiene la formula.

L'applicatore può essere in feltro oppure composto da un fitto insieme di setole che strutturano un mini pennellino. Più il brush è rigido, maggiore sarà la semplicità in applicazione, perché si ha più controllo nella realizzazione del tratto: se la punta è dura "sta ferma" quando disegnate la riga.

Spesso il feltro è piccolo e rigido e il pennellino è micro e morbido, quindi regolatevi nella scelta del prodotto in base alla dimensione della riga che volete realizzare (normale o super sottile) e alla vostra manualità.

L'eyeliner in china o calamaio, se di qualità, traccia una riga piena e uniforme in pochi gesti, che è un grande plus perché meno volte dovete ripassare il tratto meno probabilità ci sono di sbagliare.

Automatico in penna: prodotto che negli ultimi tempi ha letteralmente spopolato perché è facile, veloce e pratico. Si presenta come una vera e propria penna, con la punta che si auto-imbibisce di formula e la rilascia in modo costante e uniforme sulla pelle.

La punta, anche in questo caso, può essere in feltro o setole e le caratteristiche sono le stesse scritte sopra: quella in feltro è più solida e traccia righe piccole, quella in setole è più morbida e traccia righe micro. Io le amo entrambe, quando sono di fretta utilizzo il feltro e se voglio precisione estrema scelgo le setole.

È molto importante che formula e punta siano perfettamente abbinate, sennò incapperete in problematiche come:

- formula fluida che fuoriesce dall'applicatore, gocciolando;
- formula asciutta che lascia l'applicatore secco, quindi dovete calcare sulla pelle per disegnare la riga e inevitabilmente il tratto risulterà enorme;
- punta che se entra a contatto con l'ombretto in polvere non riesce più a erogare la formula.

Gli eyeliner automatici in penna di buona qualità non dovrebbero comportarsi così: se il vostro lo fa, ahimè, è meglio cambiarlo.

È un prodotto che, se azzeccato del brand giusto, si rivela la svolta per realizzare righe bellissime in pochi gesti, assolutamente da avere!

Colato in gel: gel e pennello permettono di truccare ogni pezzettino di pelle, quindi il risultato finale è disegno puro. Ci vuole un po' di manualità per controllare questa texture perché è molto scorrevole e scivola velocemente sulla pelle; proprio queste caratteristiche la rendono essenziale per i makeup artist perché, non essendo frenata, la realizzazione della riga sarà precisa, pulita e senza intoppi, a prova di foto HD. Se però siete alle prime armi non è così facile gestire la forma della riga, la pressione più o meno intensa rispetto al risultato che si vuole ottenere e soprattutto scegliere che pennello usare! Andate a sbirciare il capitolo *Strumenti* per orientarvi, però oltre ai pennelli appositi per il makeup sono ottimi quelli da pittura (tra i miei preferiti in assoluto) che si acquistano in colorificio, hanno un prezzo contenuto e una fattura oltre l'eccellenza (orientatevi sulle misure 0 o 1, la 00 secondo me è troppo sottile).

Nonostante sia la tipologia di eyeliner per realizzare le righe più bella in assoluto, io non la uso quotidianamente perché è un po' meno pratica rispetto ad altre.

Ognuno degli eyeliner di cui abbiamo parlato, di qualsiasi tonalità, può asciugare in finish lucido o opaco. L'asciugatura opaca è profonda, ha una certa *pin up vibe*, mentre quella lucida risulta più tridimensionale, si potrebbe definire più fashion/moda. Provate e scegliete che cosa incontra maggiormente il vostro gusto.

Possiamo poi trovare tantissimi altri finish: shimmer, glitter, metal e duochrome.

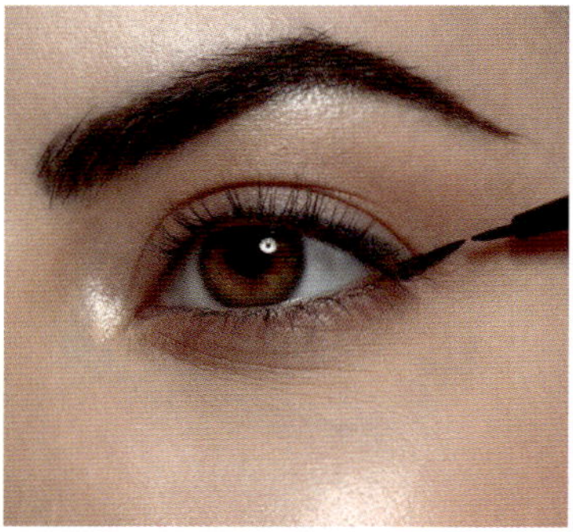

STEP 1:
Guardandovi dritti nello specchio, osservate l'andamento della rima cigliare inferiore. Immaginate una linea che nasce nell'angolo interno, passa per quello esterno e prosegue verso le tempie, oltre la fine naturale dell'occhio. Ecco, quella è l'inclinazione che deve avere la codina del vostro eyeliner: con la punta dell'eyeliner rivolta verso l'alto, tracciate la linea d'inclinazione prolungando l'angolo esterno dell'occhio lungo quella retta immaginaria.

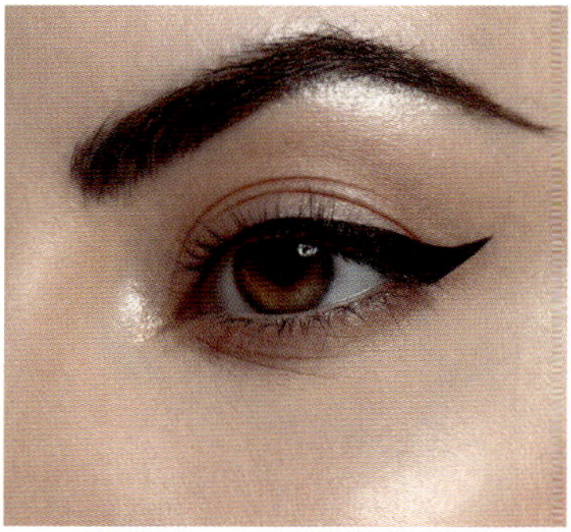

STEP 2:
Girate la punta dell'eyeliner rivolgendola verso l'angolo interno. Con tratti corti e sottili iniziate a sottolineare l'attaccatura delle ciglia superiori, partendo dall'angolo esterno per rientrare verso il centro dello sguardo. Per gestire meglio lo strumento utilizzate l'eyeliner di piatto, tipo timbrino, e mai di punta: Vi consiglio di non realizzare una linea unica ma di procedere, appunto, a trattini. A meno che non siate dei chirurghi è difficile che riusciate ad avere la precisione

di realizzare una linea dritta e pulita al primo colpo. Procedere per segni corti e sottili vi faciliterà il lavoro!

STEP 3:
A seconda del vostro occhio o del gusto personale, scegliete se sottolineare anche la prima parte dell'attaccatura delle ciglia superiori e ingrandite la riga a vostro piacere.

STEP 4:
Terminate con il mascara. I vostri occhi adesso sono pronti per ammaliare!

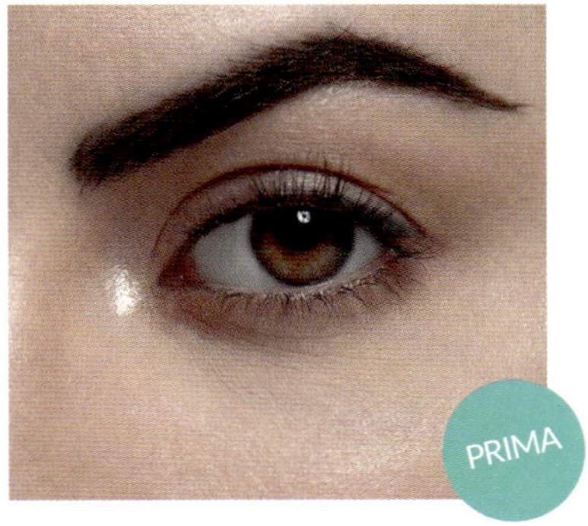

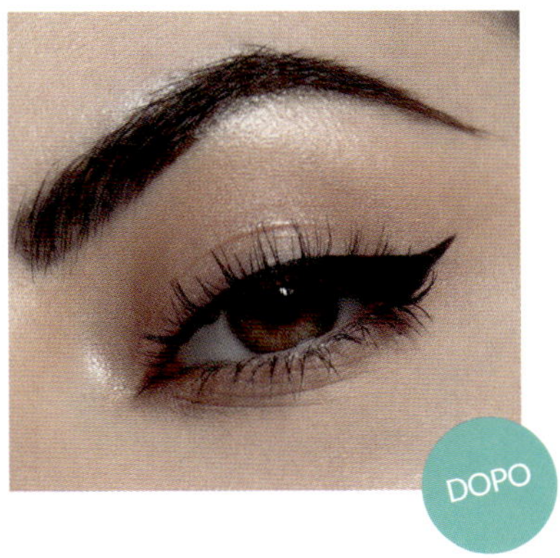

MASCARA

Forse il prodotto del segmento occhi più amato e, allo stesso tempo, più difficile da scegliere correttamente. Gli errori più comuni che vedo fare nell'acquisto del mascara sono:

- comprarlo perché lo ha consigliato l'amica/l'amico;
- convincersi che funzioni perché in foto o video ha un effetto bellissimo;
- piace a tutti quindi lo compro… funzionerà bene anche su di me!

Ci sono tanti aspetti da tenere in considerare per selezionare il mascara perfetto, quindi andiamo con ordine.

1. Analisi delle ciglia naturali

Per scegliere il prodotto corretto dovete capire come sono le vostre ciglia senza makeup e cercare un mascara che vi dia ciò che vi manca.

- **Ciglia corte:** vi serve un prodotto allungante per slanciarne la lunghezza. Le formule troppo volumizzanti su questo tipo di ciglia potrebbero, riempiendo troppo, intozzire i peli appesantendo lo sguardo.
- **Ciglia vuote:** optate per formule che diano sia definizio-

ne sia volume, così da separare ogni singolo ciglio e "incicionirlo". Otterrete un'arcata cigliare moltiplicata e piena. I prodotti allunganti su di voi rischiano di dare un effetto un po' miserino, quasi spelacchiato.

- **Ciglia sottili:** fanno per voi le formule leggere e volumizzanti, per non fare cadere le ciglia verso il basso una volta truccate e regalare spessore. Evitate prodotti dalla texture pesante, altrimenti dopo poche ore dall'applicazione graveranno sulle vostre ciglia facendole abbassare e lo sguardo apparirà stanco.
- **Ciglia dritte:** l'obiettivo è incurvatura e leggerezza. Aiutatevi con il piegaciglia (a ciglia struccate) per alzare l'arcata cigliare – fa veramente miracoli! – e prediligete formule super light. I mascara waterproof mantengono a lungo la piega e hanno una texture molto leggera. Se le vostre ciglia sono spioventi, provate con un prodotto resistente all'acqua, minimizzerà il problema. Assolutamente da evitare formule solo allunganti e volumizzanti, che sulle ciglia dritte aumenterebbero la proiezione verso il basso dello sguardo chiudendo l'occhio.

2. Dimensione dell'occhio

Perché il mascara lavori correttamente l'applicatore deve essere della grandezza giusta per il vostro occhio, per questo in commercio potete trovare tantissime proposte differenti.

Se il vostro occhio non è molto grande, sceglietе un mascara dallo scovolino piccolo in modo da riuscire a stendere la formula su tutta la lunghezza delle ciglia, dalle radici alle punte, e truccare l'arcata cigliare completa, dall'angolo interno all'angolo esterno. Scegliendo invece un applicatore grosso non riuscireste a raggiungere tutti i peletti, lasciando delle ciglia senza mascara e rischiando di sporcarvi la palpebra a ogni passata.

Se il vostro occhio invece è grande, optate per un applicatore di dimensioni maggiori, così da stendere la formula in modo uniforme e ottenere un risultato finale pulito e ordinato. Con uno scovolino troppo piccolo sareste costretti a fare troppe passate; e ricordate che più strati applicate, maggiore sarà la possibilità che si creino dei grumi o che le ciglia si appicchino tra loro.

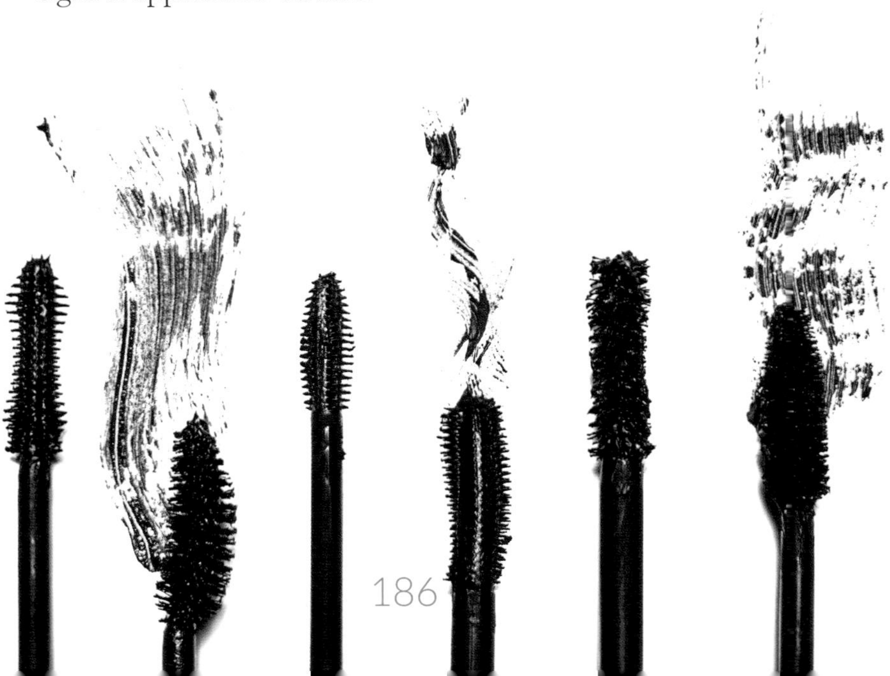

3. Forma dell'applicatore

Dritto, a mandorla, clessidra, mezzaluna, piramide, spirale… Sono tutte forme di scovolini che potreste aver visto in negozio. Si può dire che i brand ne propongono ogni giorno di nuove per cercare di soddisfare la manualità dei consumatori. Non c'è uno scovolino giusto o sbagliato: dovete capire quale vi è più comodo per applicare e lavorare bene il prodotto.

Se siete alle prime armi vi consiglio forme più classiche e lineari, come lo scovolino dritto o a clessidra. Invece, se avete più manualità, sappiate che con le forme particolari potete raggiungere risultati molto belli: lo scovolino a mandorla apre la parte centrale dell'occhio, la mezzaluna aiuta a incurvare tutta l'arcata cigliare, la piramide alza moltissimo le ciglia nell'angolo esterno e così via. Sperimentate!

4. Materiale dello scovolino

Indipendentemente da dimensione e forma, gli applicatori più diffusi sono tutti in elastomero.

- **Setole:** morbide e flessibili, regalano un aspetto più voluminoso e meno definito alle ciglia. Rilasciano una buona quantità di prodotto e non dividono ordinatamente tutti i peletti, data la bassa capacità districante. Scegliete questa opzione se vi piace un risultato pieno, intenso e non super definito.

• **Elastomero:** i dentini rigidi, di un materiale plastico, pettinano i peli uno a uno aprendo l'arcata cigliare e distribuendo la formula in modo uniforme. Scegliete questa opzione se preferite ciglia separate, definite e ordinate.

Ma le variabili non terminano qui: si trovano diverse intensità di nero (e ovviamente opzioni colorate); tempi di asciugatura che permettono di fare più o meno strati; formule che possono essere ristratificate più volte durante la giornata eccetera.

Riflettete sui punti scritti sopra per orientarvi nella scelta, poi divertitevi a scoprire tutte le altre caratteristiche (comunque importanti) giocando di volta in volta con i prodotti che provate.

GIULIA'S TIPS

Ecco alcune domande che potete porvi per capire che mascara vi serve:

• Come sono le mie ciglia naturali? In base a questo, che caratteristica deve assolutamente avere il mascara e che cosa devo preoccuparmi di evitare?
• Ho un occhio grande, medio o piccolo? Riuscirò a stendere la formula con quella dimensione di applicatore?
• Quale forma di scovolino è più adatta a me? Classico longilineo? Più sagomato?
• Voglio un risultato super pieno e poco definito o preferisco ciglia truccate ma perfettamente separate e in ordine?

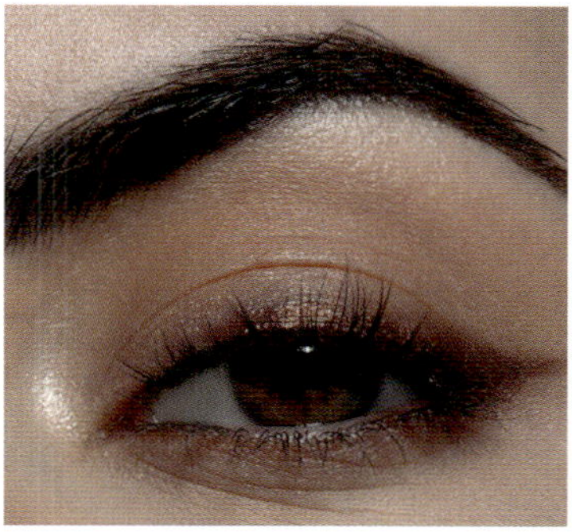

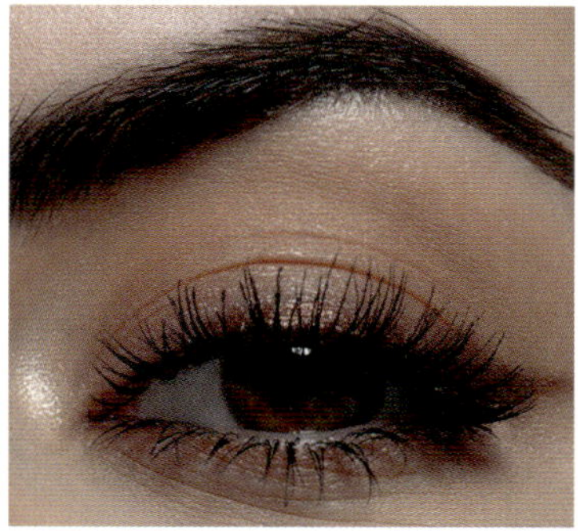

STEP 0:
Piegate le ciglia. Non è obbligatorio ma dona a tutti, anche se le vostre ciglia non sono particolarmente dritte: aiuta ad aprire e ingrandire lo sguardo.

STEP 1:
Per ciglia aperte e moltiplicate, pettinatele con un applicatore pulito prima di procedere con il mascara.

STEP 2:
Fate qualche passata su un occhio, passate all'altro, poi tornate al primo. "Saltare" da un occhio all'altro permette alla formula di asciugare leggermente. È proprio quando la texture inizia a fissarsi e noi continuiamo a lavorarla che si parla di "stratificazione": noterete che di volta in volta le vostre ciglia appariranno sempre più truccate.

STEP 3:
Smettete di lavorare il prodotto non appena le ciglia iniziano ad appiccicarsi o a fare grumi: vuol dire che avete portato il mascara al limite e se insistete rischiate di avere un risultato finale pastoso e poco pulito.

STEP 4:
Secondo il vostro gusto, sceglierete se stendere il mascara anche sulle ciglia inferiori.

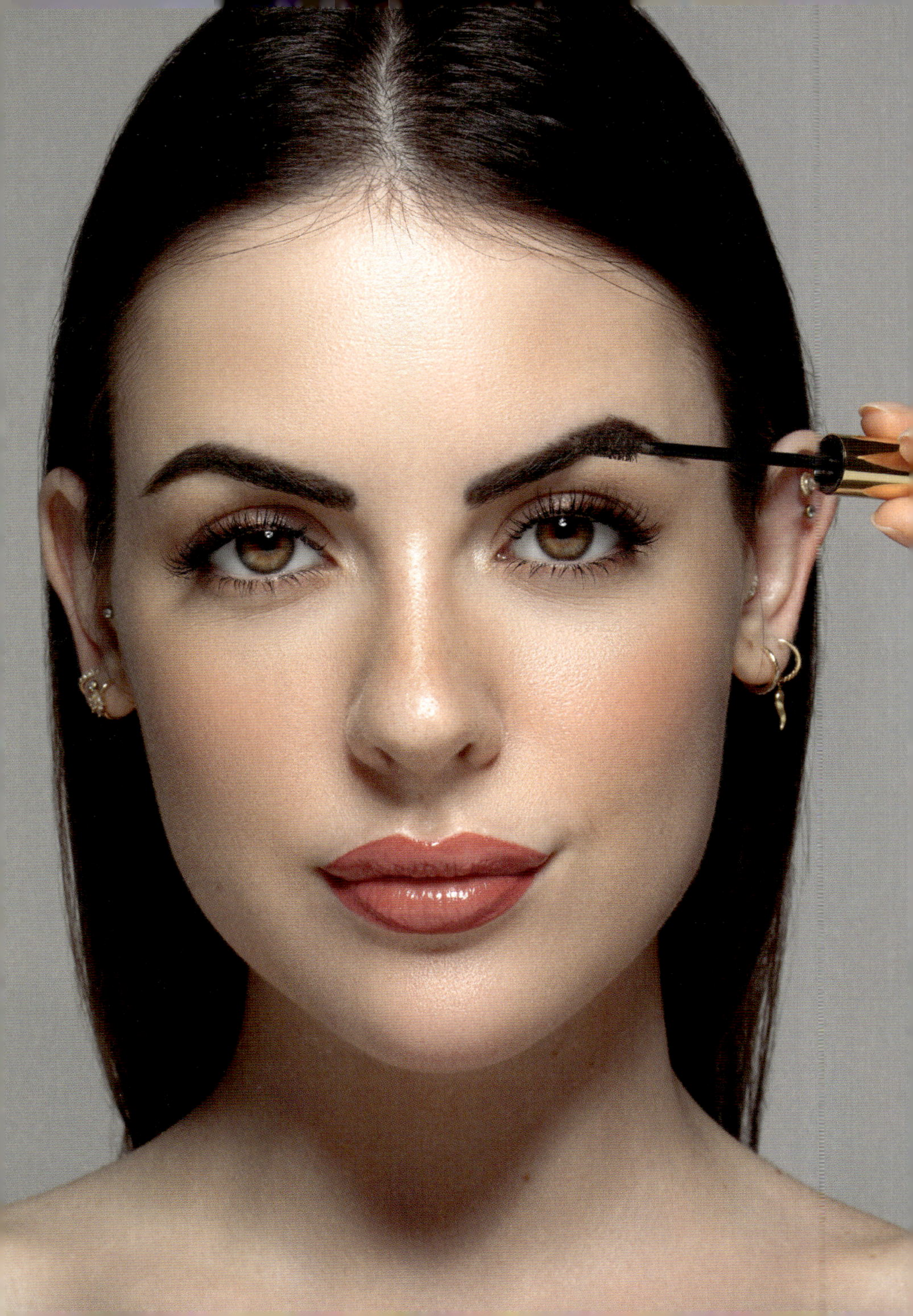

SOPRACCIGLIA "EYEBROW REVOLUTION"

Le sopracciglia incorniciano lo sguardo e oggi più che mai sono uno step importantissimo nel makeup. Se fino a qualche anno fa andava di moda spinzettarle totalmente, oggi ci sono persone che al mattino rinunciano al mascara pur di avere qualche minuto in più da dedicare alle sopracciglia. C'è stata una vera e propria *eyebrow revolution*, la moda ha iniziato a scegliere icone con sopracciglia spesse e super wild e di conseguenza tutti i settori della bellezza hanno inseguito questo nuovo trend, interpretandolo a piacimento.

Vediamo le sopracciglia più popolari:

Natural & Classic

Definire delicatamente la forma, riempire eventuali buchetti e fissare i peli perché non si spostino durante la giornata. I prodotti solitamente scelti per ottenere questo risultato sono polveri, matite e fixer; l'obiettivo è avere sopracciglia uniformi, simmetriche e piuttosto naturali.

Instagram Brows

Ricostruire la forma nella sua interezza, senza necessariamente seguire il disegno naturale. I prodotti da utilizzare danno pienezza e definizione, i peli vengono realizzati con la pomata e la sagoma ripulita con il correttore. L'effetto finale funziona bene con i makeup super strong stile Instagram, ma dal vivo il risultato è molto artefatto.

Soap Brows

È l'ultima tendenza, i peli naturali vengono alzati con un soap o un fixer, quindi, asciugato questo primo step, si realizza con il marker l'effetto "pelo-pelo", ovvero la forma viene riempita con una sovrapposizione di tratti che vanno a simulare il pelo reale. Questa tecnica regala sopracciglia bellissime, però ci vuole dimestichezza nella realizzazione e gestione dei prodotti.

Ma quali prodotti possiamo trovare in commercio per ridefinire le nostre amate sopracciglia?

- **Polvere:** è il prodotto più semplice e veloce da utilizzare. Le polveri per le sopracciglia sono molto simili a dei classici ombretti occhi ma molto meno scriventi perché, per avere un risultato naturale, devono rimanere piuttosto trasparenti. Le zone che naturalmente hanno i peli possono essere spolverate leggermente con il prodotto, mentre nei punti dove ci sono i buchi la polvere si stratifica per ottenere un effetto di riempimento. Se siete alle prime armi, munitevi di pennellino (vedi capitolo *Strumenti*) e entrate nell'universo sopracciglia iniziando dalle polveri.

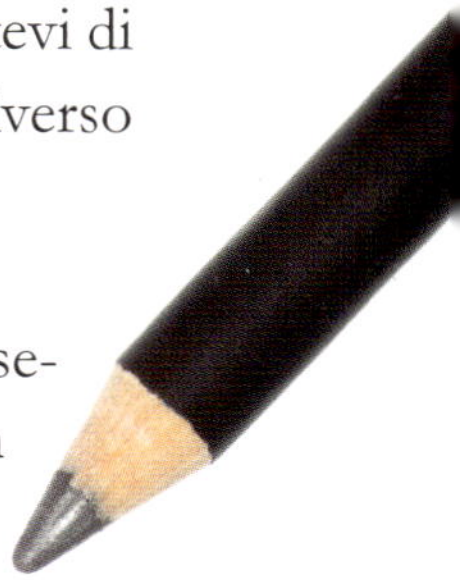

- **Matita in legno o automatica:** la formula può essere colata in un astuccio di legno o plastica e anche in questo caso la scrivenza è delicata, per il principio scritto sopra. Il risultato finale è più intenso rispetto alla polvere, ma comunque abbastanza naturale. Sono perfette per tutti i giorni perché facili e veloci da utilizzare, hanno una buona durata e regalano un risultato poco artefatto. Quando iniziate ad acquisire dimestichezza nel disegnare le sopracciglia, la matita sarà la vostra migliore amica.

- **Pomata:** la texture è un ibrido tra gel e polvere. Le pomate hanno molta scrivenza e solitamente sono long lasting e waterproof. Si può realizzare l'effetto riempimento o pelo-pelo a seconda del risultato finale che si vuole ottenere. Per la stesura è importante scegliere un pennello angolato, compatto e sottile oppure tipo eyeliner (vedi capitolo *Strumenti*). Il risultato finale è piuttosto strutturato, quindi scegliete questi prodotti se volete realizzare un effetto riempimento o ricostruzione evidentemente truccato. Sono formule ottime per chi ha una pelle oleosa,

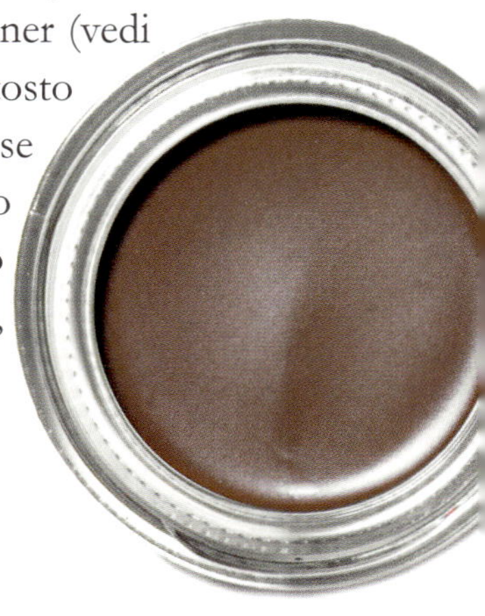

problemi con la durata del makeup oppure semplicemente per il mare o la piscina.

- **Pennarellino:** come concetto ricordano gli eyeliner automatici e anche in questo caso la punta può essere in feltro o setole. La scrivenza è abbastanza leggera perché servono per realizzare la tecnica del pelo-pelo. Solitamente sono a lunga durata e in alcuni casi resistenti all'acqua. L'effetto finale è bellissimo però, sappiatelo, ci vuole buona manualità.

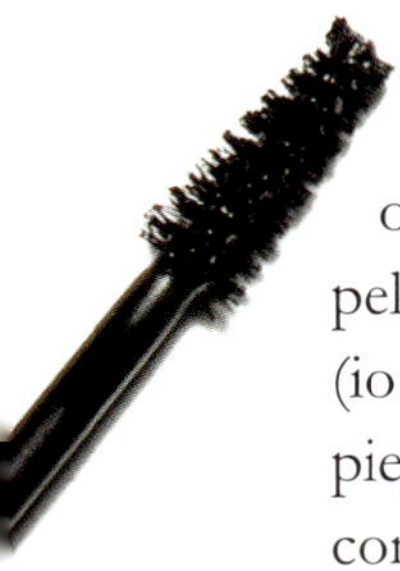

- **Fixer:** un must have! Avere le sopracciglia pettinate e fissate vi aiuterà a ottenere in pochi gesti un aspetto ordinato e riposato. I fixer sono dei gel da stendere sui peli naturali per posizionarli nella forma che più vi piace (io consiglio di pettinarli verso l'alto, in direzione delle tempie) in modo che la mantengano per tutta la giornata. In commercio potete trovare fixer trasparenti, che vi aiutano a mantenere in piega la forma delle sopracciglia per ore; colorati opachi o delicatamente shimmer, che oltre a fissare tonalizzano i peli naturali aggiungendo un po' di definizione allo sguardo (vi consiglio l'opaco se volete un effetto più profondo e il delicatamente shimmer per un risultato più tridimensionale); volumizzanti, nella cui formula sono inserite delle fibre sintetiche che si posizionano sui vostri peli naturali aumentandone lo spessore: sono perfetti se avete sopracciglia vuote.

GIULIA'S TIPS

Dove inizia, si alza e termina l'arcata sopracciliare? Il sopracciglio nasce all'altezza dell'angolo interno dell'occhio. L'angolo sopracciliare è il punto d'incontro tra la retta ascendente e quella discendente, che formano le sopracciglia. Per trovarlo immaginate una linea che parte dalla base del naso, passa per la parte esterna dell'iride e interseca l'arcata.
Quella zona d'incontro deve essere il punto più alto delle vostre sopracciglia. I peletti terminano in corrispondenza della linea che passa dalla base del naso per l'angolo esterno dell'occhio e incontra il sopracciglio.

Il grande dilemma è: come si sceglie il colore dei prodotti per le sopracciglia? È meglio essere coerenti con i peli oppure matchare il colore dei capelli?

Personalmente consiglio sempre di scegliere i prodotti per le sopracciglia dello stesso colore del proprio pelo naturale, per non creare stacchi antiestetici. Ma se avete le sopracciglia molto chiare o grande dimestichezza con la gestione dei prodotti potete anche far virare il colore delle vostre sopracciglia come preferite.

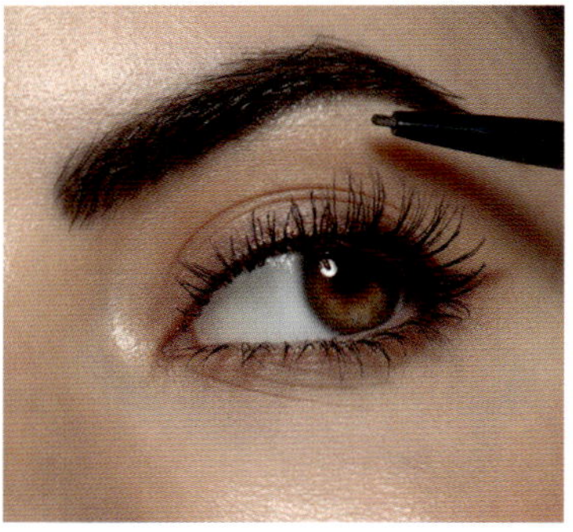

STEP 1:
Pettinate con uno scovolino pulito le sopracciglia per studiarne la forma. Con delicati trattini di matita dal basso verso l'alto riempite il sopracciglio simulando l'andamento naturale dei peli.

STEP 2:
Per ottenere un risultato naturale lasciate la zona dove nascono le sopracciglia più glabra, riempiendo maggiormente corpo e coda: incornicerete lo sguardo senza appesantirlo. Sistemata la forma, colmate eventuali buchetti senza accanirvi: per un effetto naturale non date al sopracciglio la stessa intensità ovunque. È importante che facciate un costante lavoro di disegno e spazzolatura della formula nei peli naturali perché la texture del prodotto si amalgami diventando invisibile a occhio nudo.

STEP 3:
Una volta soddisfatti del risultato, con un fixer immobilizzate i peli naturali in modo che non si spostino dalla forma che avete creato.

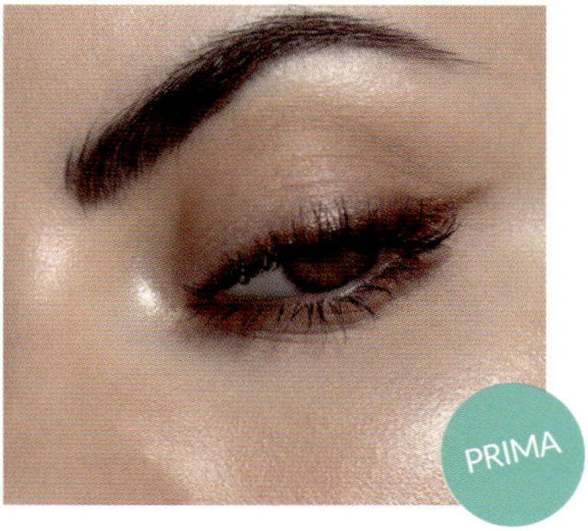

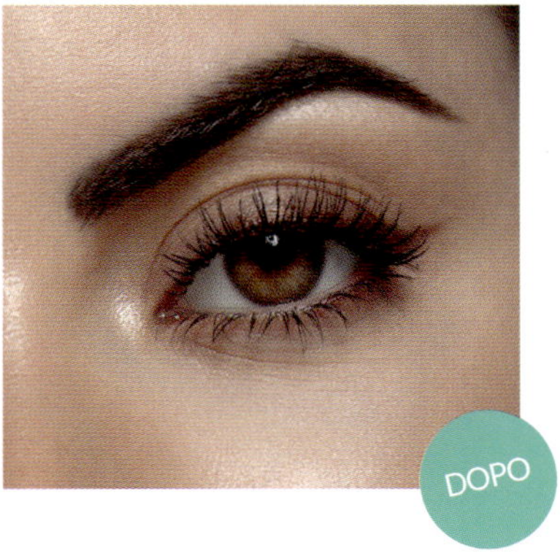

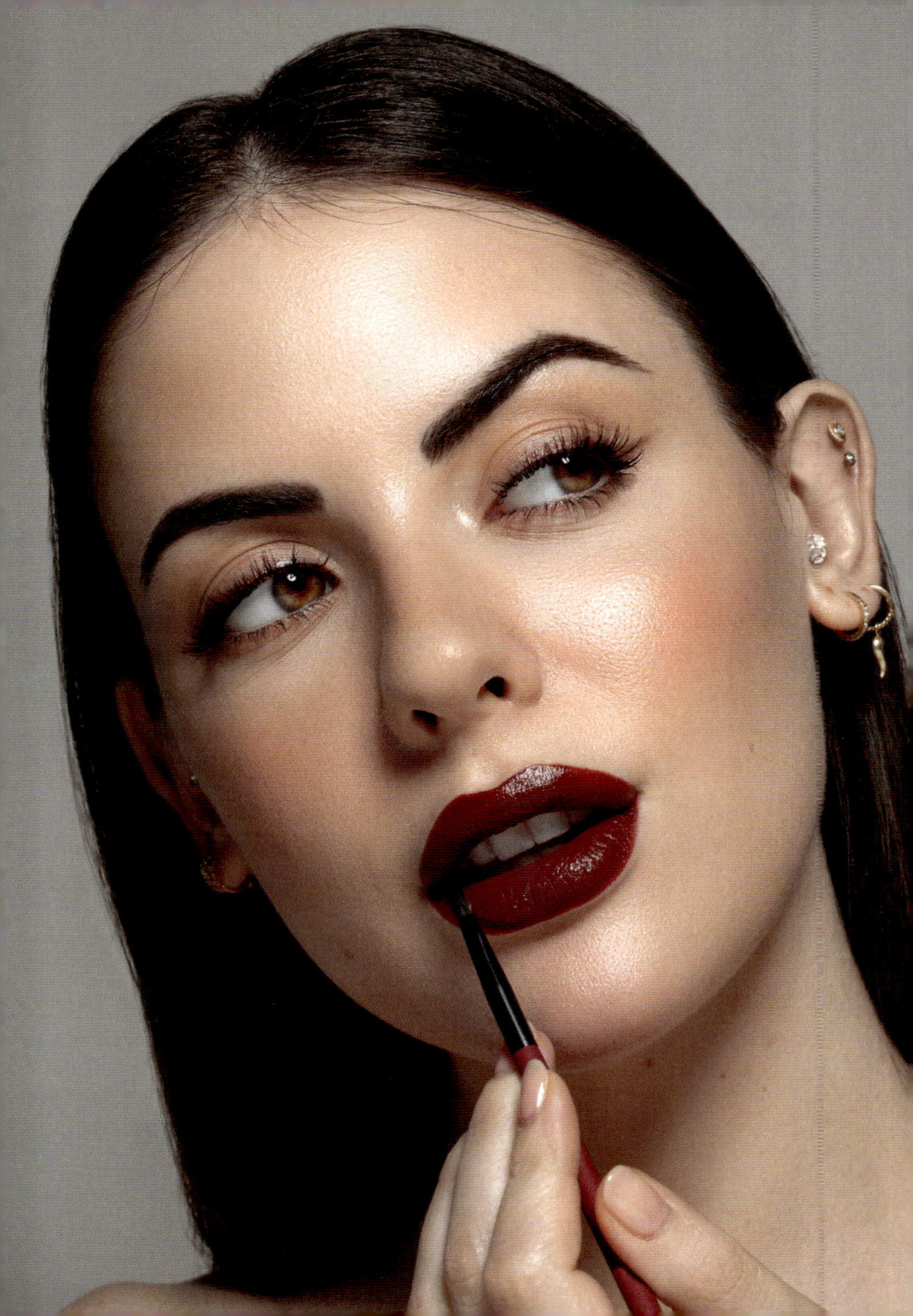

LABBRA

Sapete che cosa dovete sempre avere nella pochette? Un rossetto, potrebbe salvarvi la vita!

Le labbra sono forse il mio segmento preferito: ritengo che, in un certo senso, facciano il makeup. Possono essere le accompagnatrici discrete di un look profondo sugli occhi vestendosi di una tonalità nude oppure il fulcro di un trucco super naturale che, con una passata di lipstick intenso, vi trasforma da acqua e sapone a sensualità pura.

Questo è in assoluto lo step di makeup più utilizzato da tutti i generi in ogni età e in commercio troviamo un'infinità di proposte. Pronti a riempire la shopper?

Matita

Aiuta a tracciare il disegno delle labbra, step essenziale per avere un risultato finito bello e ordinato. C'è la falsa credenza che sia un prodotto da "addetti ai lavori", ma in realtà è molto più semplice applicare il lipstick se prima si definisce delicatamente il perimetro da riempire con la matita, mentre applicare il rossetto direttamente dallo stick può creare labbra storte o asimmetriche. In particolare con tonalità intense, profonde o pop la matita vi faciliterà e velocizzerà il lavoro.

Le tipologie che possiamo trovare in commercio sono legno, plastica e automatiche. Le caratteristiche sono le stesse delle matite occhi, ma vi rinfresco la memoria:

- **mina colata in legno:** ottima scrivenza, precisione e sfumabilità, normale durata;
- **mina colata in plastica:** ottima scrivenza e precisione, media sfumabilità, lunga durata;
- **automatica:** ottima scrivenza, media sfumabilità, lunga durata.

Rossetto

Ne esistono tantissimi formati, per andare incontro alle differenti esigenze dei consumatori. Potreste ritrovarvi nella stessa situazione del mascara: non capire quale sia il prodotto corretto rispetto alle vostre esigenze. Vediamo le tre principali macrocategorie per orientarvi nello shopping.

- **Stick:** è il rossetto classico, si trova in tutti i finish e molte delle caratteristiche proprie del prodotto dipendono strettamente da questo. Tra i più diffusi: matte, garantisce un risultato finale opaco, solitamente ha buona scrivenza e durata ma può seccare le labbra con il passare delle ore; creamy, lucidino in superficie perché contiene molti emollienti che regalano comfort, la scrivenza è buona ma può peccare nella durata perché, essendo morbido, tende a svanire velocemente; sheer, lucido e semitrasparente, è il classico finish da tutti i giorni, comodo da indossare, facile da riapplicare e che regala un tocco di colore per sublimare il look. Anche in questo caso la durata è bassa.

• **Liquido:** ha letteralmente spopolato negli ultimi anni. Si presenta in forma liquida e una volta ultimata l'applicazione si asciuga sulle labbra diventando completamente opaco, a lunga durata e in alcuni casi no transfer. Ogni brand ha la propria proposta di rossetto liquido, e anche in questo caso non esiste una formula giusta e una sbagliata: dovete sceglierla rispetto al vostro gusto personale.

Ricordatevi che più è matte, long lasting, no transfer, maggiore sarà la durata, ma potrebbe seccare le labbra. Meno è matte, long lasting e no transfer, più "cremosino" sarà alla vista, e più necessiterà di ritocchi, potrebbe stamparsi su bicchieri, tessuti eccetera, però risulterà confortevole da indossare.

Io personalmente preferisco un prodotto meno opaco che però sia comodo da indossare per molte ore, quindi ricerco la formula che secondo molti "è sbagliata", "poco performante". Non fatevi condizionare eccessivamente da ciò che vi circonda e scegliete quello che vi piace veramente indossare.

• **Tinta:** spesso vengono confuse le tinte e i rossetti liquidi, ma in realtà hanno caratteristiche molto diverse. Le tinte sono prodotti acquosi semitrasparenti. Dopo l'applicazione evaporano le sostanze volatili e sulle labbra rimane solo il pigmento che le va letteralmente a tingere. È come se pe-

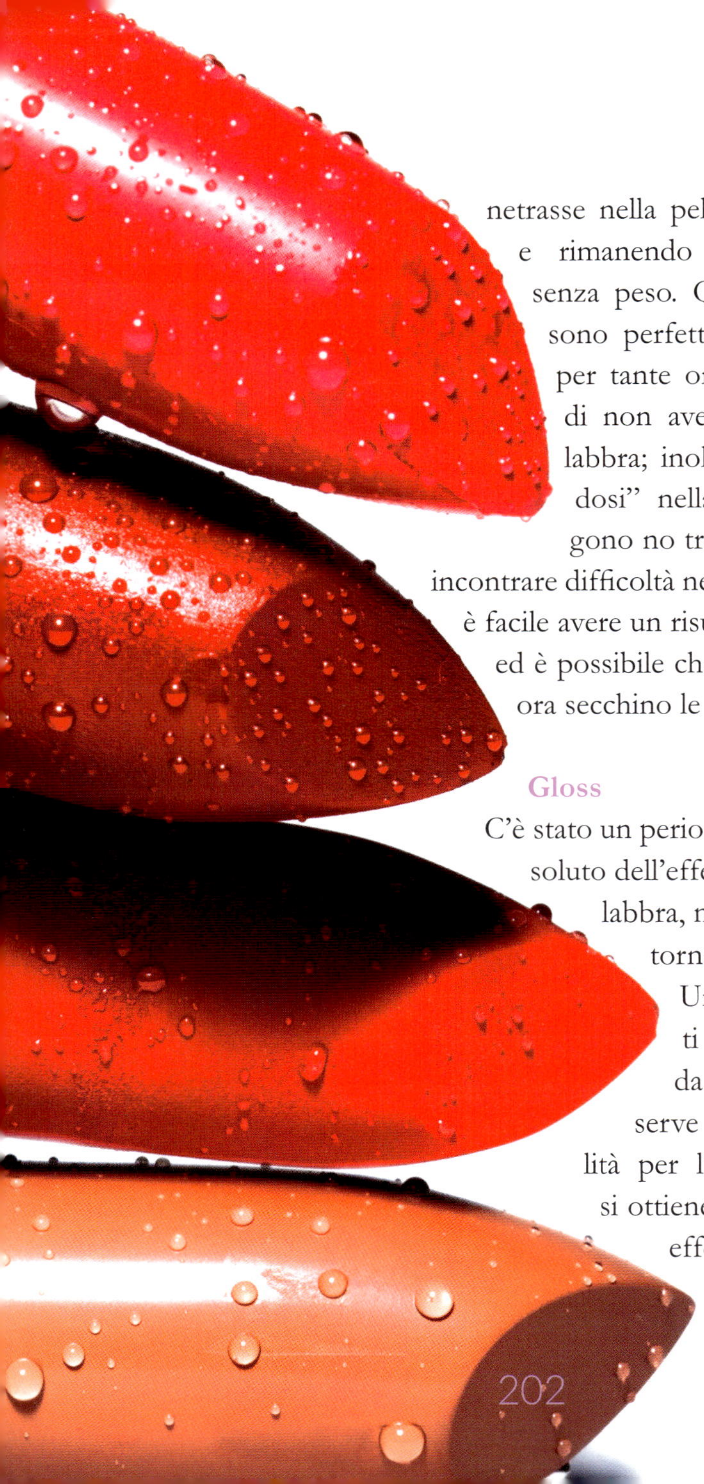

netrasse nella pelle, colorandola e rimanendo assolutamente senza peso. Queste formule sono perfette da indossare per tante ore, vi sembrerà di non avere niente sulle labbra; inoltre, "assorbendosi" nella pelle, rimangono no transfer. Potreste incontrare difficoltà nella stesura, non è facile avere un risultato uniforme ed è possibile che dopo qualche ora secchino le labbra.

Gloss

C'è stato un periodo di bando assoluto dell'effetto lucido sulle labbra, ma adesso… sta tornando di moda! Uno dei prodotti più semplici da utilizzare, non serve alcuna manualità per l'applicazione e si ottiene un immediato effetto di idratazione, pienezza e tridimensionalità. Anche se non indossate makeup, un tocco di gloss sulle labbra rinfresca immediatamente il viso e protegge da secchezza e screpolature. Il lucido è anche perfetto per completare un trucco occhi intenso senza appesantirlo.

Le caratteristiche che definiscono i gloss sono:

- effetto specchiato;
- coprenza ed eventuale presenza di perla o glitter nella formula;
- effetto sticky;
- durata.

Mentre le prime due non sono legate, spesso effetto sticky e durata lo sono: più il gloss si appiccica alle labbra, più sarà long lasting, per questo il lucido a lunga durata potrebbe darvi una sensazione appiccicosa, anche se le formule di nuova generazione sono sviluppate per minimizzare questo aspetto che può risultare poco piacevole.

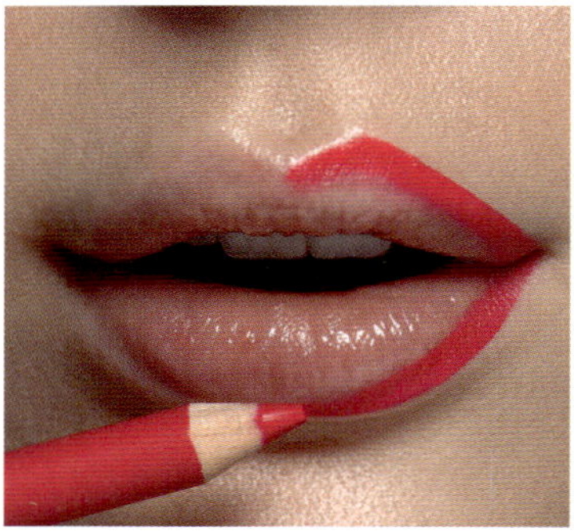

STEP 1:

Realizzate il contorno sfiorando la pelle con la matita. Anche in questo caso, fate tanti piccoli tratti ravvicinati; tracciare una riga unica richiede precisione chirurgica… *keep it simple*! Per non avere stacchi di colore sfumate il tratto realizzato verso l'interno delle labbra.
Se scegliete un rossetto liquido o la tinta, questo step non è necessario, dal momento che si tratta di prodotti pensati per aderire direttamente alla mucosa. Anzi, stendere qualsiasi cosa prima potrebbe intaccarne la durata.

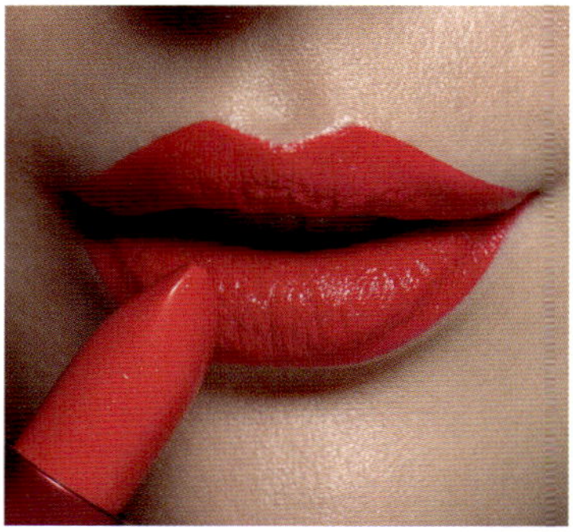

STEP 2:

Riempite la forma realizzata con il vostro rossetto preferito, stendendo il colore direttamente dallo stick o, per maggiore precisione, aiutandovi con un pennellino (vedi *Strumenti*).

STEP 3:

Se volete labbra tridimensionali e polpose aggiungete un velo di gloss. Vi consiglio di stendere prima il prodotto sul dorso della mano e poi, con dita o pennellino, trasferirlo sul rossetto. Altrimenti, se usate direttamente l'applicatore del gloss, richiate di sporcarlo con il rossetto, e una volta rimesso nel pack modificherà la tonalità del lucido stesso.
Se necessario, ripulite la forma delle labbra con correttore o fondotinta e pennellino di precisione.

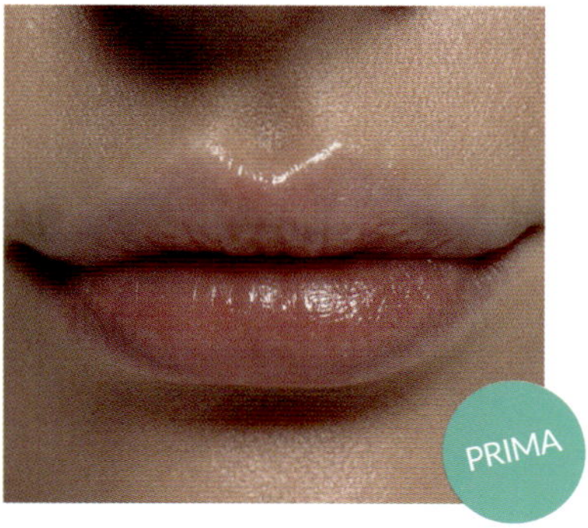

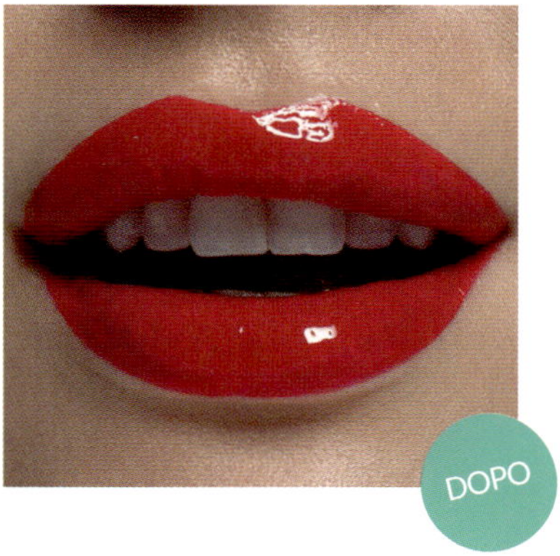

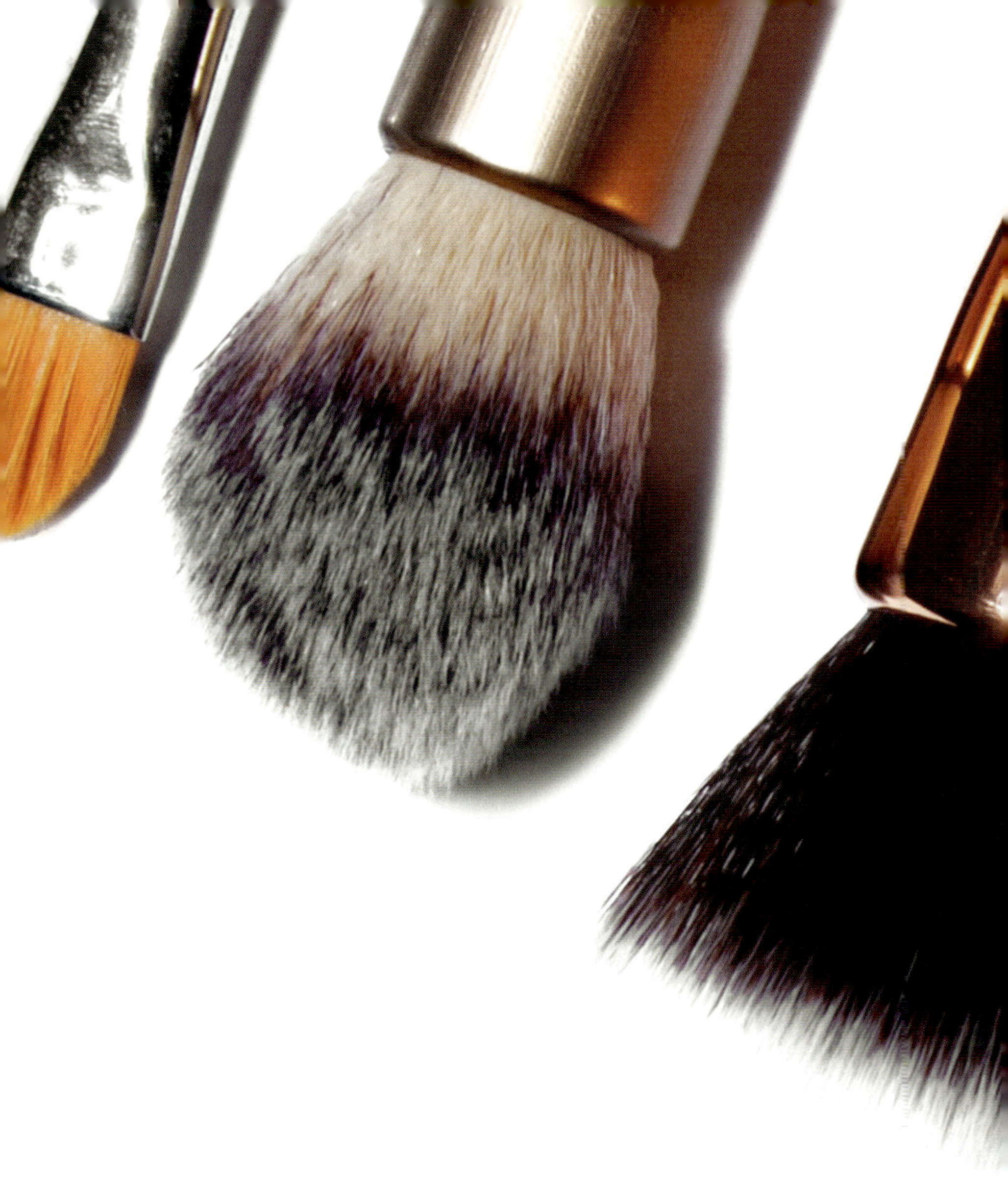

GLI STRUMENTI

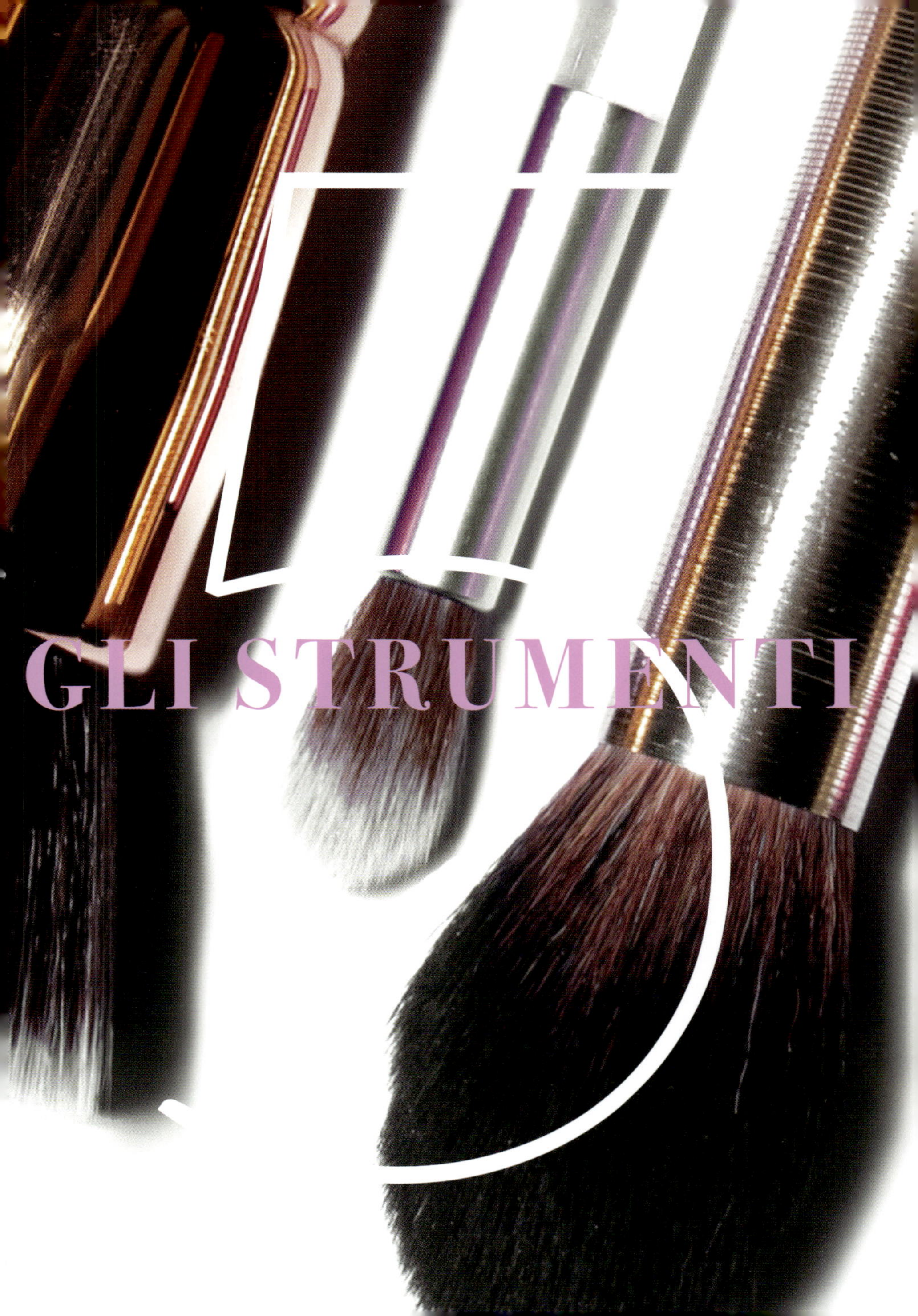

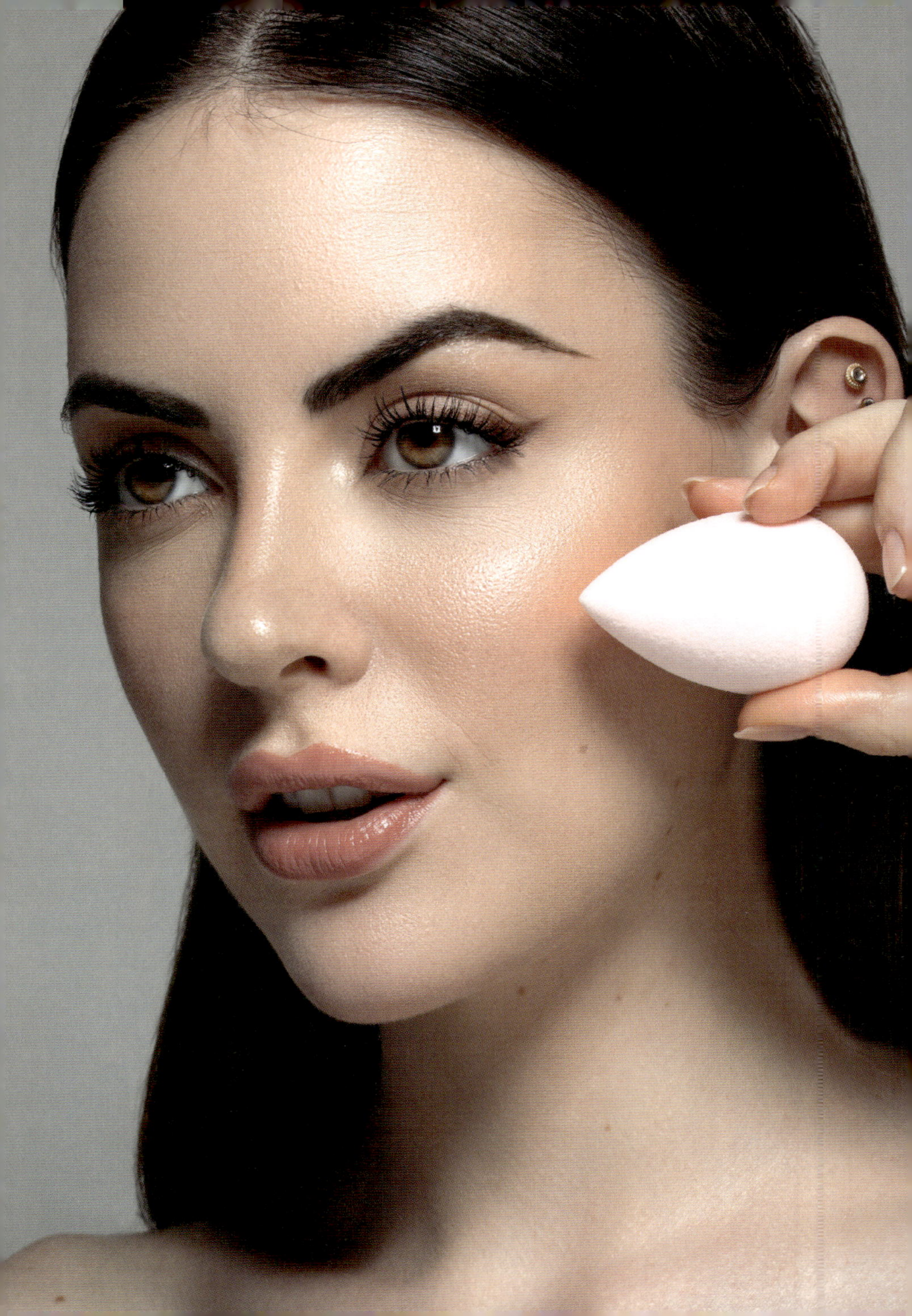

GLI STRUMENTI

Truccarsi con i pennelli (o con una spugnetta) è come mangiare con le posate: si può anche farne a meno, ma certo non è la stessa cosa.

Che solo i makeup artist possano usare pennelli e spugnetta è un falso mito. Al massimo si può affermare il contrario, ovvero che solo gli addetti ai lavori abbiano la manualità per poter gestire i prodotti anche con le dita. Applicare qualsiasi step di makeup con le mani è molto più difficile, ci vuole esperienza per raggiungere un buon risultato. Avete mai provato a mangiare gli spaghetti senza forchetta? Ecco, traete da soli le dovute conclusioni.

SPUGNETTA

In commercio ne esistono di infinite forme e materiali. La più utilizzata e conosciuta è "l'ovetto", anche se per i makeup artist la classica è "il triangolo", ma è un prodotto che non ho mai amato e quindi non ne parlerò.

L'ovetto rende l'utilizzo di qualsiasi prodotto liquido o in crema più semplice. Se scelto di qualità, permette contemporaneamente di applicare e sfumare in modo facile, veloce e perfetto. Questo strumento va utilizzato tamponando (e non strisciando, perché tirare i prodotti sulla pelle ne vanifica l'azione uniformante e causa inevitabilmente zone meno truccate e altre invece più sature di prodotto, quindi: macchie!), facendo un delicato movimento "a timbro" per posizionare il prodotto, farlo penetrare nella texture della pelle e non spostare ciò che si è applicato precedentemente.

La spugnetta può essere utilizzata asciutta o inumidita:

- Asciutta: regala molta coprenza ed è un po' più difficile da utilizzare;
- Inumidita: offre una coprenza naturale ed è facilissima da utilizzare.

Attenzione! Vi sconsiglio di applicare qualsiasi prodotto waterproof con una spugnetta inumidita: queste formule rigettando l'acqua non possono essere stese in modo uniforme da qualunque strumento leggermente bagnato.

È possibile realizzare ogni step della base (primer, fondotinta, correttore, cipria, contouring…) con la spugnetta o con i pennelli, come vedremo tra poco. Come sempre, la scelta sta a voi: utilizzate lo strumento con il quale avete più dimestichezza e vi trovate meglio.

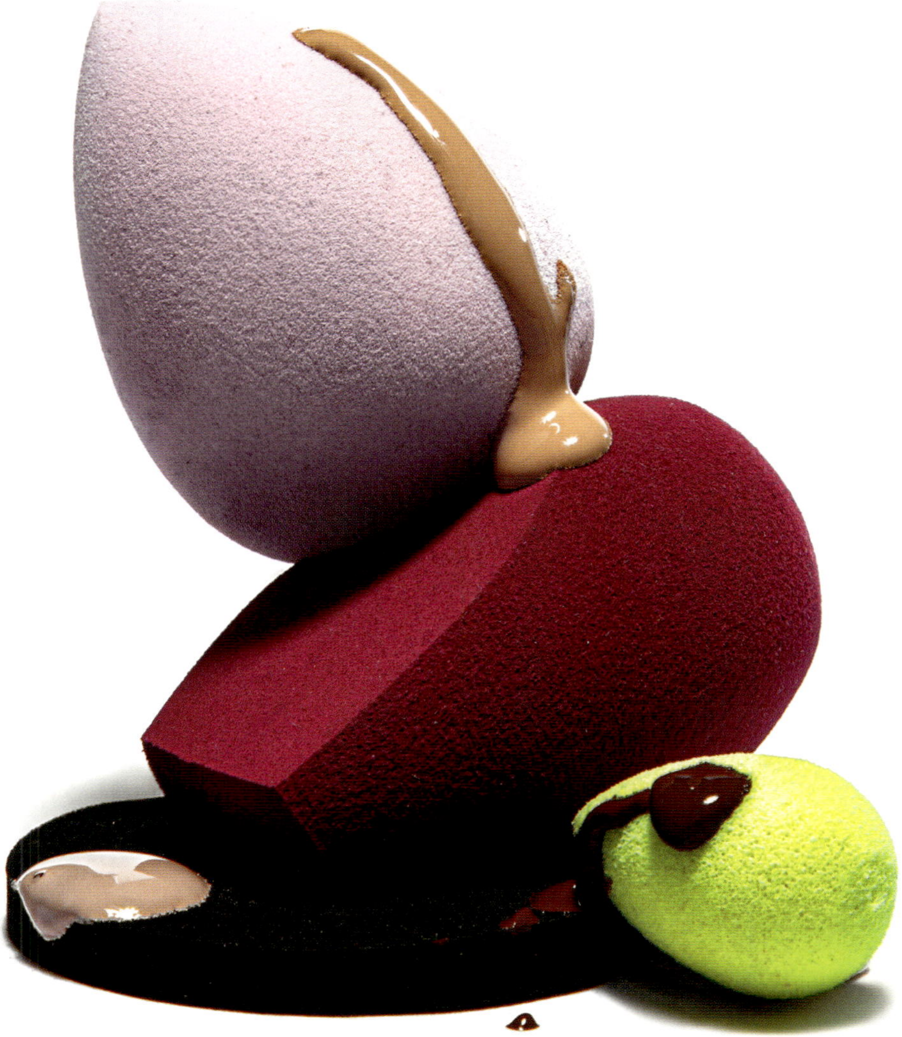

PENNELLI

Tutti i pennelli che vedrete nelle prossime pagine possono essere utilizzati anche per ogni altro step e prodotto. Per semplicità, però, ho fatto una selezione, così da potervi orientare quando fate acquisti.

La regola generale vuole che i pennelli in setole naturali si utilizzino per i prodotti in polvere mentre quelli sintetici per i liquidi e le creme. A oggi però le aziende propongono brush sintetici che simulano perfettamente quelli naturali quindi, se scegliete un prodotto di qualità, potete distaccarvi da questa regola.

Importante: i pennelli devono essere detersi con regolarità affinché si mantengano in ottimo stato (alcuni dei miei hanno dieci anni!) e possano svolgere correttamente il proprio lavoro. Non lavandoli trasferirete sporco, polvere e batteri su occhi, viso e labbra, causando imperfezioni e inestetismi. Inoltre, se le setole sono impastate perdono le capacità di applicare i prodotti uniformemente e sfumarli.

Se truccate altre persone dovete naturalmente lavarli a ogni utilizzo, mentre se sono i vostri personali potete anche temporeggiare e aspettare una settimana tra un lavaggio e l'altro. L'ideale sarebbe usarli sempre da puliti, ma mi rendo conto che diventerebbe un lavoro! Attenzione se avete uno skin type che produce impurità: in questo caso, almeno quelli viso lavateli a ogni utilizzo. Fidatevi, vi cambierà la pelle.

Esistono prodotti da vaporizzare sulle setole per igienizzarli e dare una pulita superficiale, ma nulla è più efficace di un vero e proprio lavaggio. Procedete con il detergente apposito, un sapone neutro, intimo oppure lo shampoo e aggiungete acqua insaponando fino a quando le setole terminano di scaricare colore. È importante che i movimenti siano delicati per non danneggiare i peli che, in particolare da bagnati, sono molto fragili. Risciacquate bene e fate asciugare all'aria lasciando i pennelli coricati o in piedi a "setole libere", ovvero senza appoggiarli su nessuna superficie, in modo che asciughino nella loro piega naturale. Attenzione a non far entrare l'acqua nel punto in cui sono incollati manico e ghiera (quella parte in metallo che racchiude le setole), perché dopo molti lavaggi la colla potrebbe sciogliersi.

Tempo stimato di lavoro: trenta secondi per ogni brush, provare per credere! La cosa più bella è che dopo ogni lavaggio sarà come avere un pennello nuovo.

PENNELLI DA FONDOTINTA

Più le setole sono fitte, solide e pareggiate e maggiore sarà la coprenza. Più le setole sono rade, flessibili e scalate e maggiore sarà l'effetto naturale. Quindi per la scelta del vostro pennello da fondotinta dovete chiedervi che effetto finale desiderate: coprente o naturale?

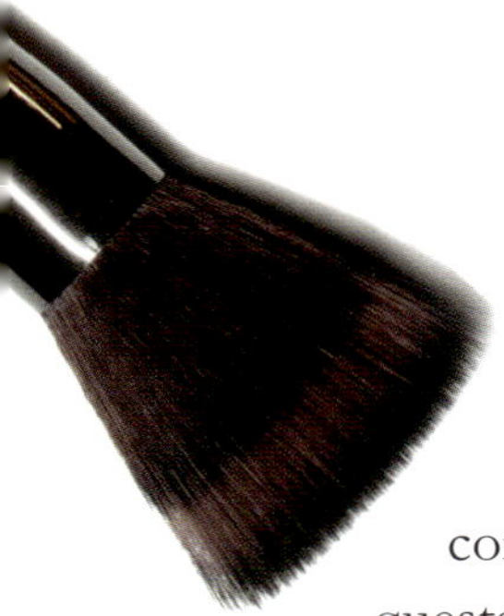

Doppia setola: i peli in superficie radi, lunghi e flessibili trasferiscono poco prodotto sul viso e contemporaneamente le stole più corte e compatte lo sfumano in modo aerografato. Scegliete questa opzione (ottima anche per i prodotti in polvere) se volete un effetto finale super naturale.

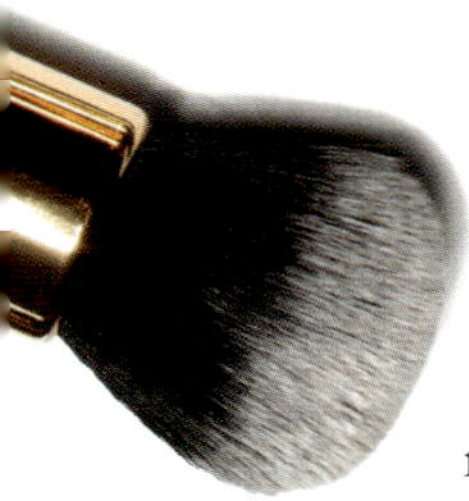

Tondo: setole mediamente fitte, flessibili e a taglio scalato permettono di applicare una buona quantità di prodotto e di lavorarlo molto bene sulla pelle, con controllo, per un risultato perfettamente sfumato e uniforme. Sceglietelo se volete coprenza media. Ottimo anche per i prodotti in polvere.

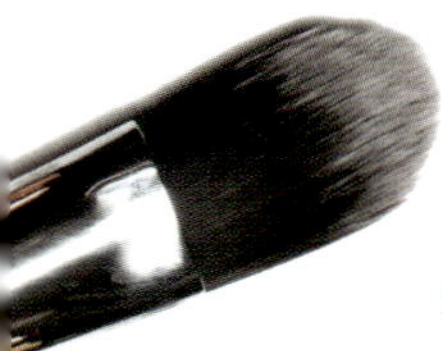

Piatto: è il classico pennello da fondotinta; a seconda di densità e flessibilità delle setole può essere più o meno semplice da utilizzare. Può capitare che rimangano striature e tracce di prodotto non lavorato bene, quindi va scelto da chi ha già una buona manualità. Non lo consiglio per i prodotti in polvere.

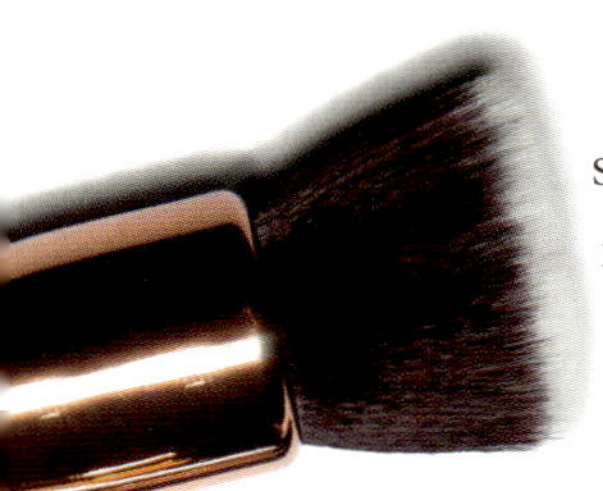

Flat: super compatto e dal taglio piatto, ne esistono di diverse dimensioni e scalature, regala molta coprenza e un effetto piuttosto aerografo. Se avete un viso minuto o dovete raggiungere piccole zone scegliete un diametro contenuto, diversamente una misura più grande velocizzerà la realizzazione della base. Ottimi anche per i prodotti in polvere.

PENNELLI PER IL CORRETTORE

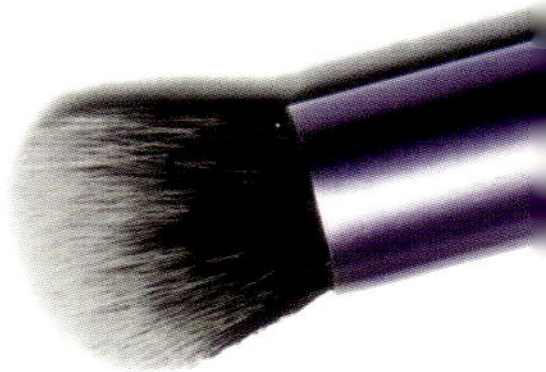

Tondo: compatto, con setole flessibili e dal taglio scalato che permettono di lavorare bene il prodotto sulla pelle e ottenere una sfumatura piena e aerografata. Perfetto per occhiaie e ampie discromie sul viso.

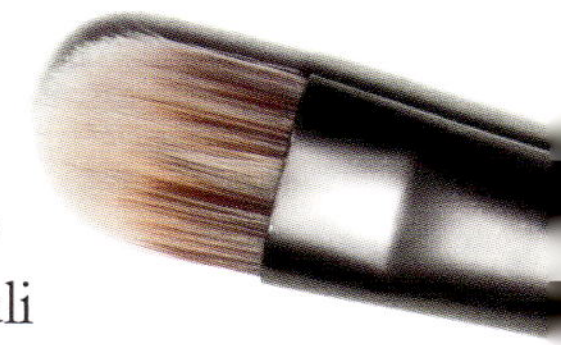

Piatto: la compattezza e rigidità dei peli rendono questo tipo di pennello un po' difficile da utilizzare. Offre tanta coprenza, ma è necessario fare molta attenzione a non lasciare strisce o accumuli di prodotto. Ideale per applicare il correttore su occhiaie importanti o inestetismi evidenti, come macchie e cicatrici, ma consiglio di ultimare la sfumatura con un pennello tondo o con le dita.

Labbra: permette di posizionare il correttore in modo preciso sull'inestetismo, va bene per correggere brufoletti e discromie particolarmente intense. Poi la correzione va sfumata nei contorni con i polpastrelli, per avere la giusta coprenza senza appesantire il viso nelle zone limitrofe.

PENNELLI DA CIPRIA

La differenza sostanziale tra un pennello e l'altro è data dalla densità e flessibilità delle setole. Anche in questo caso, più i peli sono corti e compatti e maggiore sarà il rilascio di prodotto. Se invece le setole sono lunghe e rade, l'applicazione risulterà sottile e impalpabile.

A seconda del vostro tipo di pelle e dell'effetto finale che volete ottenere potete scegliere l'opzione che funziona meglio per voi, ad esempio:

Skin type oleoso: meglio un pennello con setole compatte, per avere una buona qualità di prodotto nelle zone che si lucidano maggiormente.

Skin type secco: setole rade per sfumare lo stretto necessario di polvere affinché fissi la base senza asciugarla.
Un'ottima opzione sono i pennellini da cipria con un diametro contenuto, perché permettono di applicare la polvere

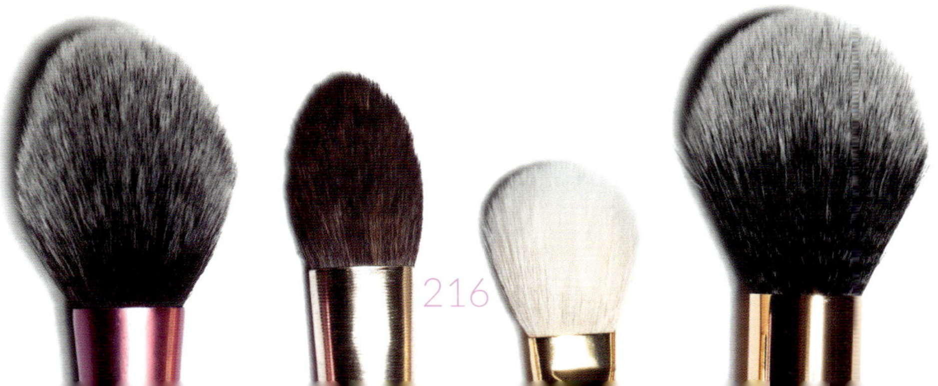

in modo preciso e, se necessario, stratificarla a zone, senza toccare altre aree che devono rimanere con meno prodotto.

PENNELLI PER IL CONTOURING

Ogni persona ha la propria mano per realizzare questa tecnica, e i pennelli sono molti diversi tra loro per venire incontro a ogni esigenza.

Angolato: permette di inserire le setole di taglio nelle zone che volete scolpire. Se il pennello è folto vi consiglio di utilizzarlo per i prodotti liquidi e in crema, se invece è più rado e flessibile per le polveri.

A fiamma: da utilizzare "di punta" nelle zone dove si vuole creare profondità. Le setole molto scalate permettono di sfumare facilmente le polveri, per un risultato aerografo. Con un pennello a fiamma potrebbe essere difficoltoso

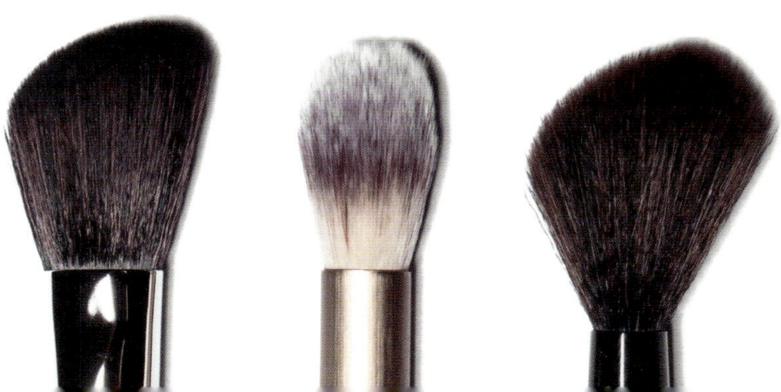

gestire i prodotti in crema e liquidi perché la struttura di peli molto flessibile non ha la "forza" di lavorarle, perciò se desiderate utilizzarlo con queste texture preoccupatevi che sia abbastanza solido.

Tondo: le setole devono essere lunghe e flessibili per non creare macchie. Non essendo scalato, questo tipo di pennello potrebbe dare un'applicazione troppo definita, con un risultato finale rigido.

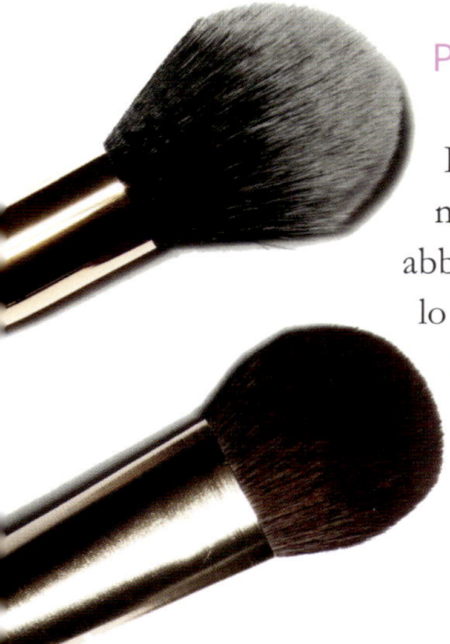

PENNELLI PER IL BRONZER

La scelta è strettamente legata all'effetto finale che volete ottenere. Se vi piace un look abbronzato molto diffuso preferite un pennello grande con setole rade, lunghe e flessibili; se invece ricercate un'applicazione più controllata, selezionate un blush brush che vi permetta di imbrunire zone piccole e circoscritte del viso.

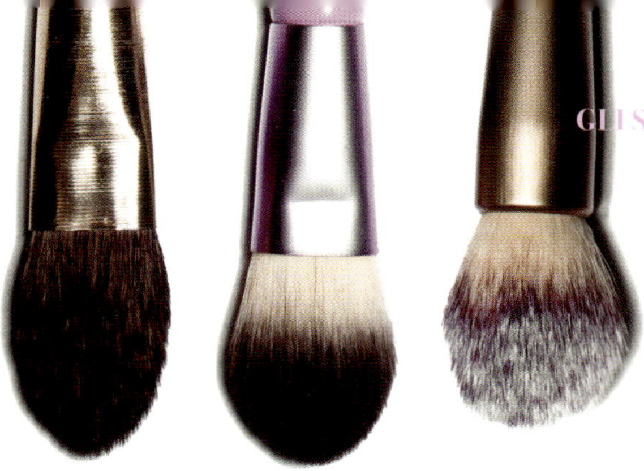

PENNELLI PER IL BLUSH

L'obiettivo del blush è regalare una sferzata di freschezza alle gote, per questo i pennelli più adatti hanno una dimensione piuttosto contenuta e tondeggiante. Il taglio deve essere sempre scalato nei perimetri, per permettere di sfumare più facilmente i contorni del punto di applicazione ed evitare l'effetto Heidi. Anche in questo caso, consiglio di scegliere setole compatte e fitte per i prodotti liquidi e in crema, perché riescono a lavorare bene il prodotto nella pelle; se invece preferite le polveri, optate per un pennello più rado e flessibile, così da posizionare e sfumare in modo soffice e delicato.

PENNELLI PER L'HIGHLIGHTER

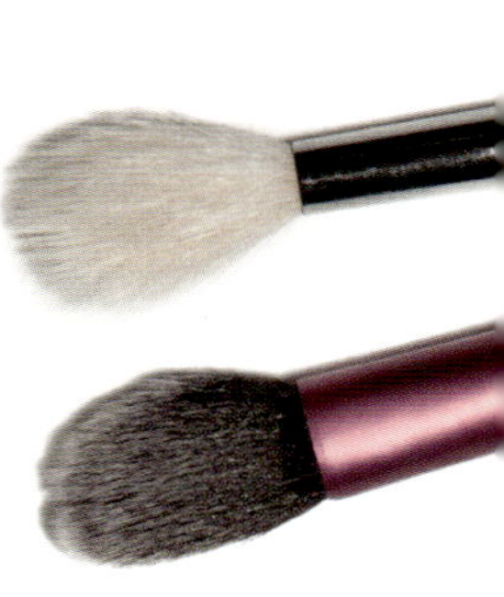

A fiamma: di diametro più contenuto rispetto a quello scelto per il contouring, ma sempre dalle setole rade e flessibili per applicare l'illuminante in modo preciso, senza inondare di prodotto zone che è meglio mantenere più opache. Questa forma è perfetta anche se utilizzate un highlighter liquido o in crema: in questo caso però le setole devono essere un po' più rigide e contenute per riuscire a sfumare adeguatamente la texture.

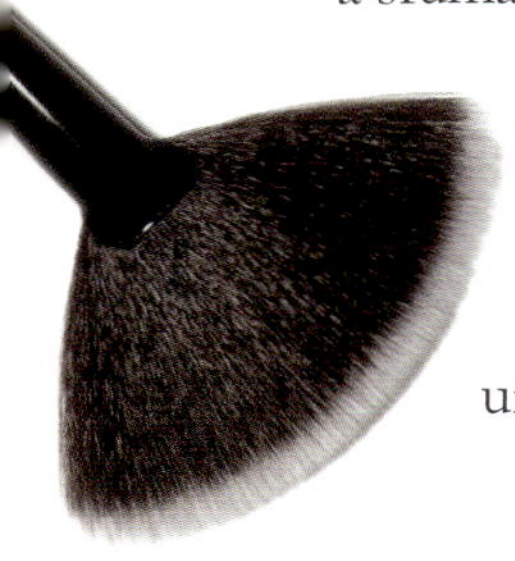

Ventaglio: le setole sono rade e flessibilissime, si usa letteralmente spolverando i punti più sporgenti del viso. Permette un'applicazione facile e delicata, un po' meno precisa rispetto a pennelli più piccolini.

PENNELLI PER L'OMBRETTO

Per applicare il colore: le setole devono essere piuttosto fitte, compatte e piatte per riuscire a stendere il prodotto liquido, in crema o in polvere in modo compatto e regolare e ottenere un effetto di riempimento.

Per ottenere una sfumatura diffusa: la forma che vi consiglio è tonda e scalata nei bordi, le setole devono essere rade, lunghe e flessibili per lavorare liquidi, creme e polveri in modo sottile e delicato. Questa struttura vi permetterà di realizzare sfumature soffici i cui confini si perdono nella pelle, senza stacchi cromatici.

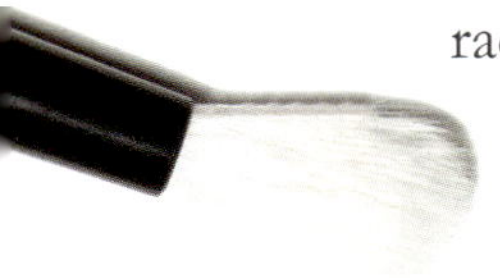

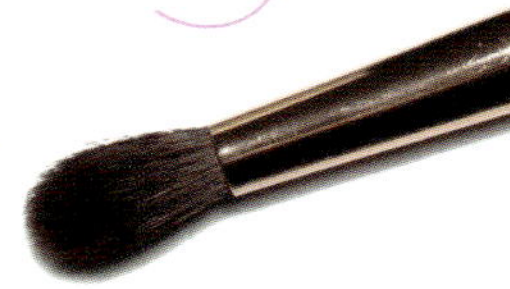

Per una sfumatura più definita: la struttura deve essere la medesima descritta per la sfumatura diffusa, ma la dimensione più contenuta. Realizzare sfumature molto aerografate ma più circoscritte permette di dare tridimensionalità al makeup. Posizionatevi nel punto in cui volete dare profondità e con delicati movimenti circolari sfumate il prodotto liquido, in crema o polvere senza portarlo troppo "in giro" sull'occhio.

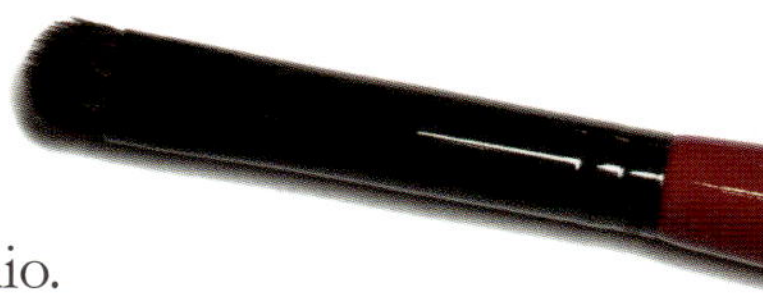

Per i dettagli: di forma minuta, setole corte e compatte. Perfetti per sottolineare l'attaccatura delle ciglia o realizzare il punto luce nell'angolo interno dell'occhio.

PENNELLI PER L'EYELINER

La scelta tra un pennello a punta o angolato è molto personale: dipende da quello che vi sembra più comodo. L'importante è che la fattura sia di ottima qualità, le setole devono

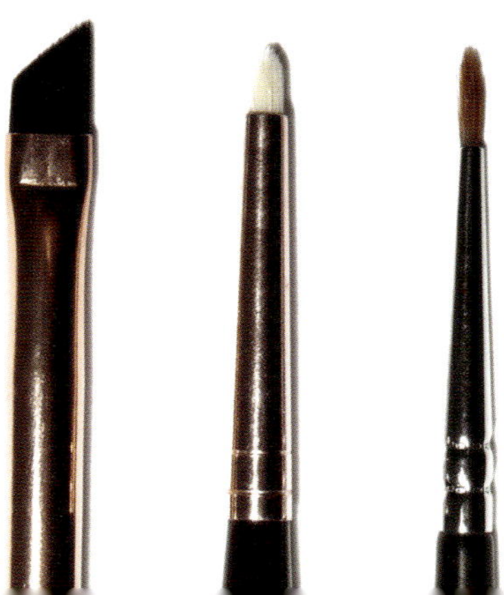

essere tagliate perfettamente, piuttosto ferme ma non rigidissime. Consiglio i pennelli a punta di piatto, rendono più semplice la gestione del tratto, mentre con quelli angolati, "a stampino", nella rima cigliare la riga si realizzerà da sola.

PENNELLI PER SOPRACCIGLIA

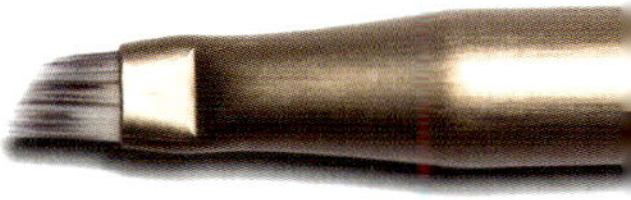

La forma è molto simile ai pennelli da eyeliner, quindi a punta o angolati, ma cambia leggermente la struttura che, per lavorare meglio le texture dei prodotti per le sopracciglia, deve essere più solida.

PENNELLI PER LABBRA

I pennelli labbra sembrano dei micro pennelli piatti da fondotinta o correttore. È importante che siano di ottima fattura, perché il taglio delle setole deve essere perfettamente definito: avete bisogno di precisione estrema.

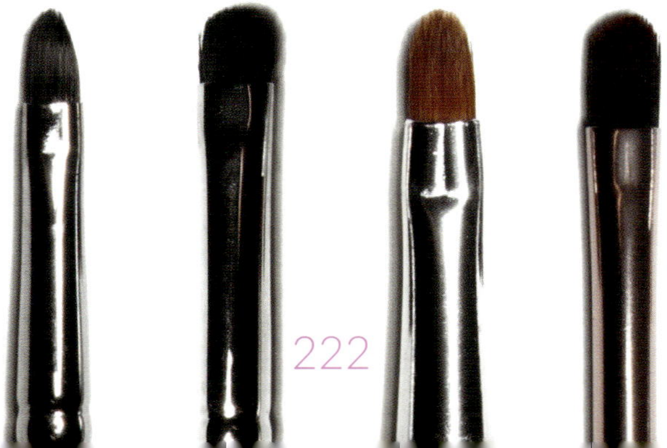

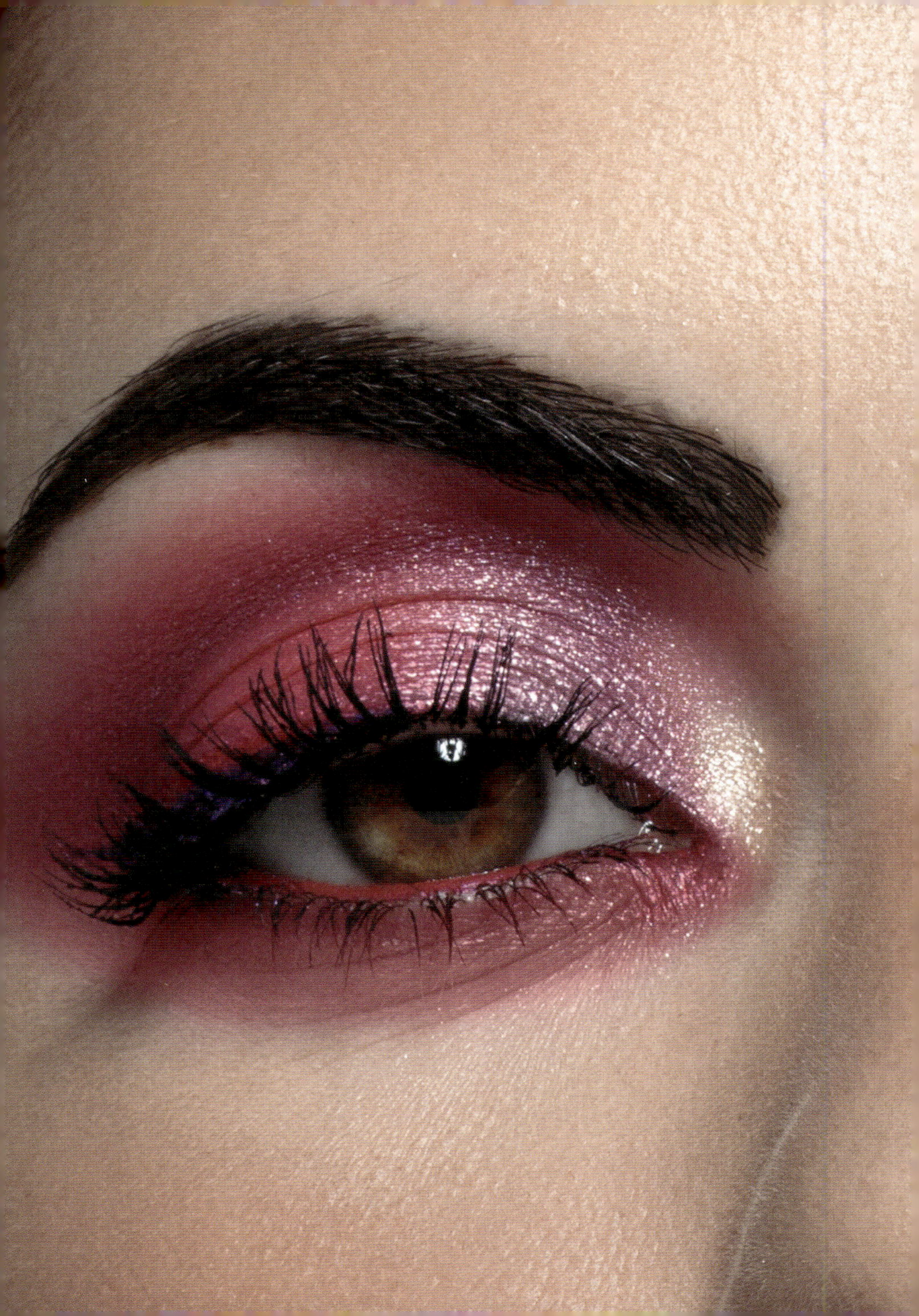

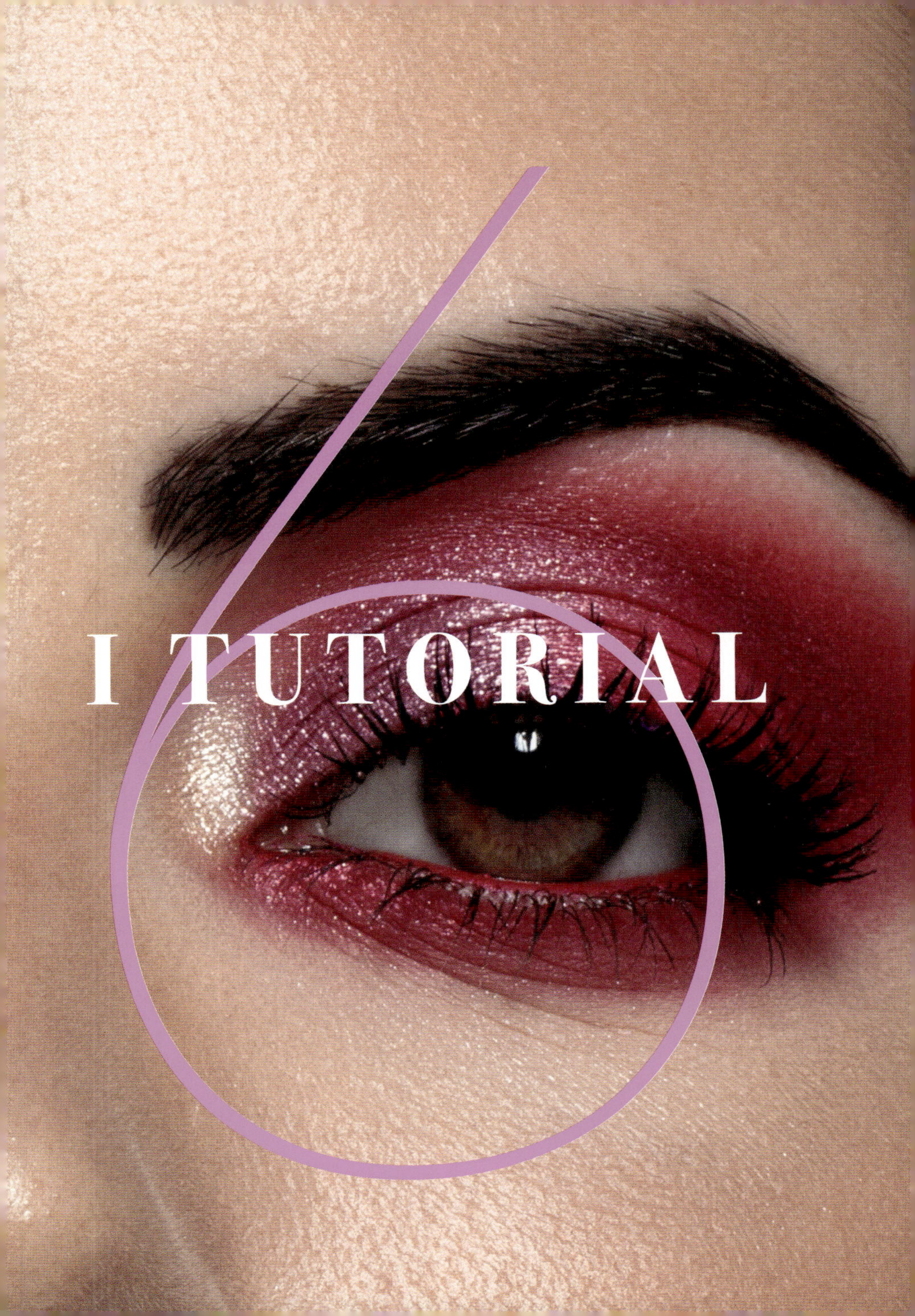

6 I TUTORIAL

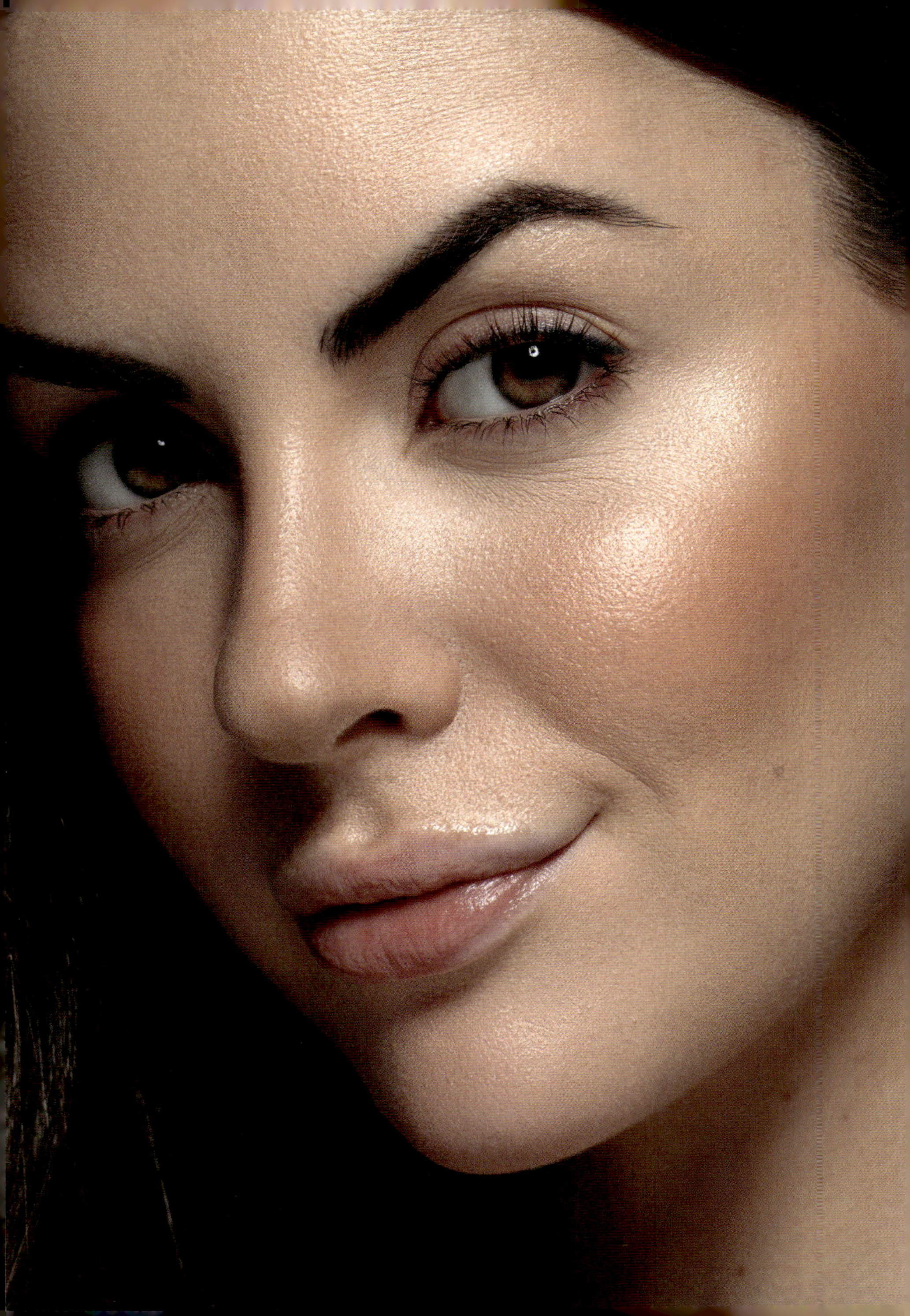

TUTORIAL BASE

Per prima cosa, naturalmente non è obbligatorio eseguire tutti questi step. L'ordine che vi indico facilita stesura e lavorazione dei prodotti, ma se ad esempio non sentite l'esigenza di utilizzare il fondotinta potete skippare e passare allo step successivo. Ricordatevi che il makeup deve farvi sentire bene e aiutarvi a essere la versione più bella di voi, non ci sono regole! A parte evitare di mischiare gli step per non fare pasticci. ;-)

STEP 1: IL PRIMER

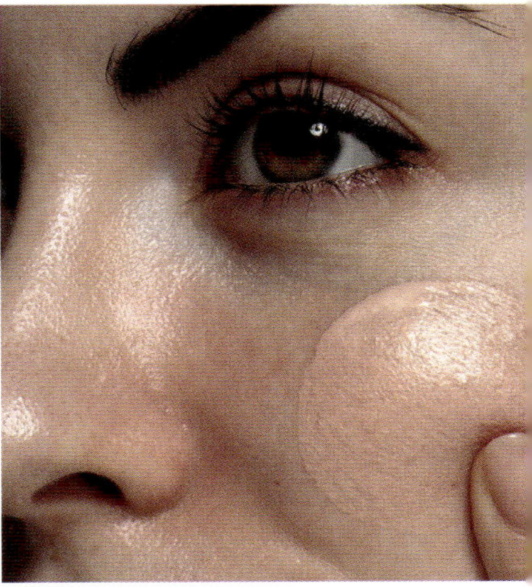

Stendete il prodotto più adatto alle proprie esigenze con le dita, il pennello o la spugnetta. Ricordatevi che esistono moltissime tipologie di primer:

- per prolungare la durata del makeup: da applicare su tutto il viso;
- levigante: su tutto il viso o dove la texture della pelle è meno uniforme;

- opacizzante: su tutto il viso o solo sulle zone più lucide;
- idratante/nutriente: su tutto il viso o solo sulle zone più secche;
- bonne mine (bronze): su tutto il viso;
- illuminante (glow): su tutto il viso o solo sulle zone più sporgenti;
- correttivo: su tutto il viso o dove sono presenti maggiori discromie.

Tamponate senza strisciare sulla pelle, in modo che la texture aderisca correttamente senza creare accumuli.

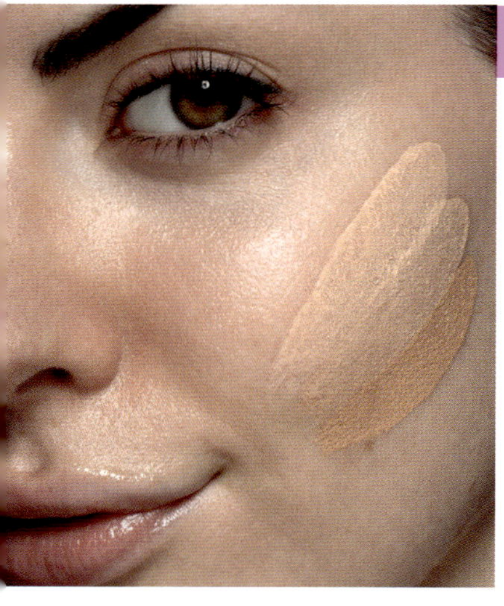

STEP 2: IL FONDOTINTA

Selezionate il prodotto che più si addice alle vostre esigenze, erogatelo sul dorso della mano e sfumatelo sul viso con delicati movimenti utilizzando dita, pennello o spugnetta.

Da questo step in poi è importante fare attenzione a tamponare e mai strisciare le formule per non spostare gli strati applicati precedentemente.

STEP 3: IL CORRETTORE

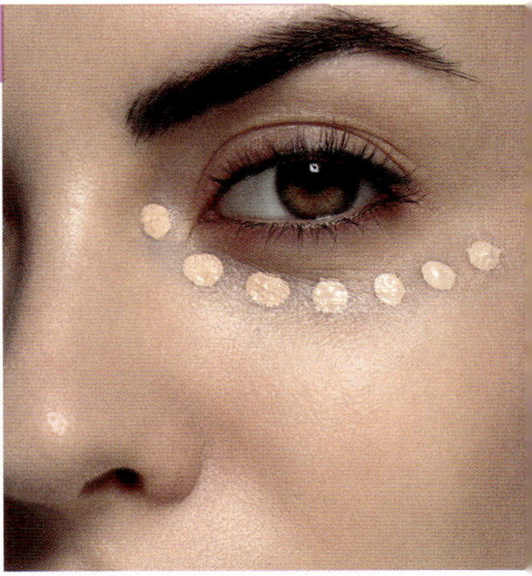

Capite quale inestetismo volete correggere e selezionate prodotti e tecnica corretta.

In questo caso vi mostro come correggere le occhiaie: ho applicato un correttore dal sottotono correttivo per smorzare lo scuro solo dall'angolo interno dell'occhio fino a metà sguardo. Per il resto del perioculare, non essendo scuro ma dovendo solo essere uniformato, ho selezionato un correttore della tonalità simile al mio incarnato. Applicate poco prodotto alla volta, sfumate e controllate il livello della correzione, stratificate solo se necessario.

Io consiglio di fissare subito la zona perioculare con un velo di cipria perché, essendo molto espressiva, la formula rischia di entrare velocemente nelle pieghette. Prima di applicare con la cipria, però, è importante controllare che tutto sia liscio, senza righe o accumuli: se vedete qualcosa di strano continuate a lavorare il prodotto e solo quando vi sembra perfetto settate con la powder.

GIULIA'S TIPS

Se volete procedere con il resto della base utilizzando prodotti in crema, come ho fatto io in queste immagini, passate allo step 4. Altrimenti, se preferite proseguire con contour, bronz, blush e highlighter in polvere, fissate quello che avete realizzato finora con un velo di cipria per evitare le macchie che potrebbero crearsi applicando un prodotto in polvere direttamente su un prodotto in crema.

La posizione dei prodotti sul viso è la medesima sia che scegliate texture in crema sia che le preferiate in polvere.

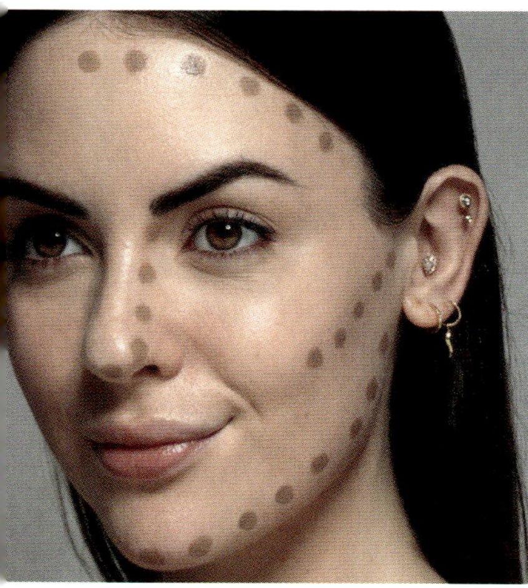

STEP 4: IL CONTOURING

Selezionate la formula che più si addice alle vostre esigenze e manualità, applicando il prodotto con l'obiettivo di "restituire i contorni al viso" che possono essersi persi con l'applicazione degli step precedenti.

Munitevi di color ombra ed evidenziate:

- parte alta della fronte;
- attaccatura dei capelli fino alle orecchie;
- mandibola nella sua interezza;
- mento;
- naso da sotto le sopracciglia, la totalità delle ali e la punta;
- zigomo.

Cercate di essere contenuti nella sfumatura applicando pochissimo prodotto alla volta. Sfumate delicatamente, osservatevi bene allo specchio e, solo se necessario, aggiungete scuro.

STEP 5: IL BRONZER

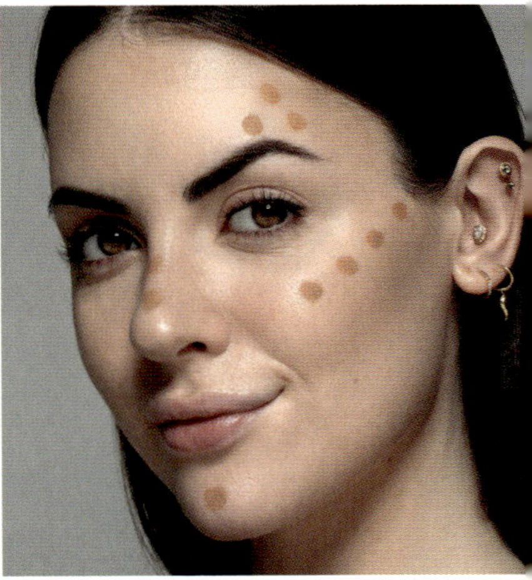

Ricordate che questo step serve a dare un effetto sunkissed al look? E dove ci bacia il sole? Sulle zone più sporgenti del viso. Quindi, con una tonalità coerente con il vostro colore naturale di abbronzatura, scurite delicatamente parte alta di guance e zigomi, ponte del naso, mento e sopra gli angoli sopraccigliari (vi ricordo che la fronte è più probabile che rimanga in luce: potete evitare di abbronzarla). Attenzione a non dimenticarvi di collo e décolleté: anche questi saranno da imbrunire con lo stesso prodotto utilizzato per il viso.

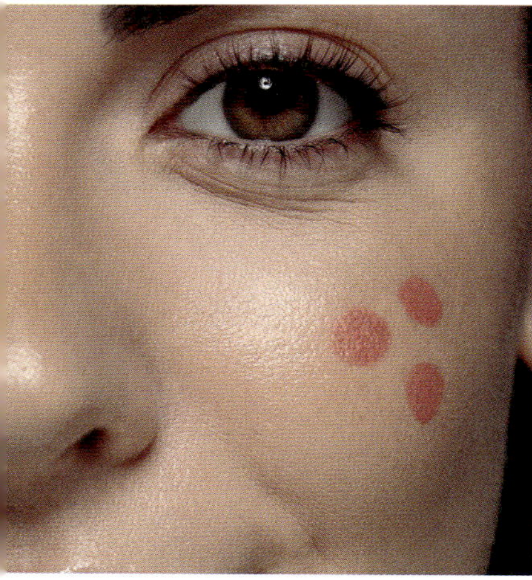

STEP 6: IL BLUSH

È ora di arrossire: passiamo al blush!

Diamo un effetto salute al viso regalando una punta di colore alle gote. Potete scegliere la tonalità in base al gusto personale, l'importante è applicare il prodotto "sui pomelli" e scaricare quello che rimane su dita, pennello o spugnetta verso lo zigomo. È bello spolverare un velo di colore anche sul ponte del naso: l'effetto finale sarà fresco e sbarazzino.

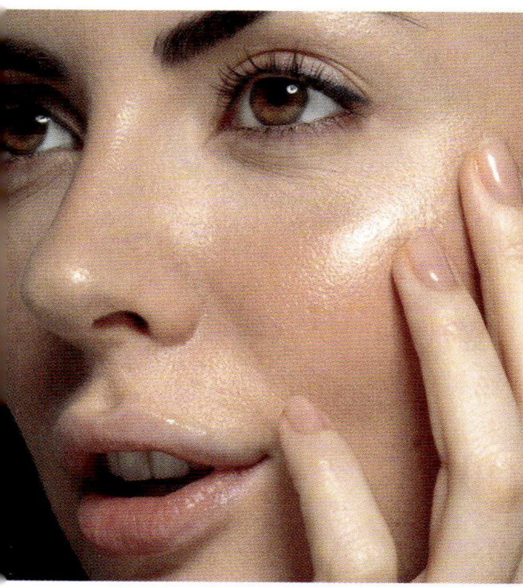

STEP 7: L'HIGHLIGHTER

Uno degli step più magnetici in assoluto: l'illuminante. Tiriamo fuori la nostra luce interiore applicandolo sulle zone più sporgenti del viso, facendo sempre attenzione allo skin type:

- pelle secca: arcata sopracciliare, ponte e punta del naso, parte alta di zigomi e gote, arco di cupido e mento;
- pelle mista/grassa: arcata sopracciliare, parte alta di zigomi e in modo molto contenuto su

gote, arco di cupido e mento. Non illuminate zone che in poco tempo diventano lucide da sole.

STEP 8: CIPRIA E FIXER

Se fin qui avete usato solo prodotti in crema è giunto il momento di settare la base con la polvere: in questo modo tutto rimarrà fisso senza migrare o sciogliersi con il passare delle ore. La cipria va sempre selezionata in base al proprio tipo di pelle e alla propria manualità. Se avete la pelle secca scegliete un prodotto idratante, da usare con parsimonia. Se invece avete la pelle mista o grassa, applicate uno strato sottile di cipria e insistete sulle zone più oleose per ritardare la comparsa di lucidità. Non è necessario applicarla in modo uniforme su tutto il viso.

Per concludere, ricordatevi della “nuova bacchetta magica”: lo spray fissante! Fonde tutti gli strati applicati per una Base Perfetta fresca, sottile e naturale.

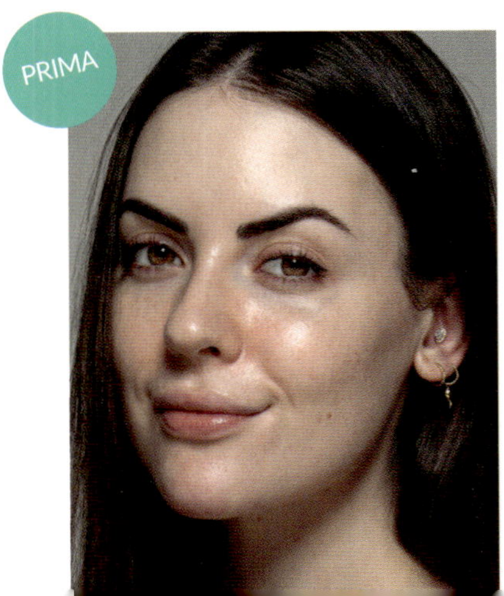

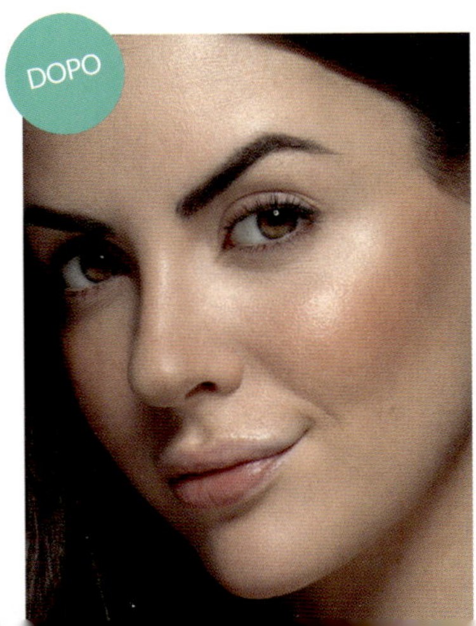

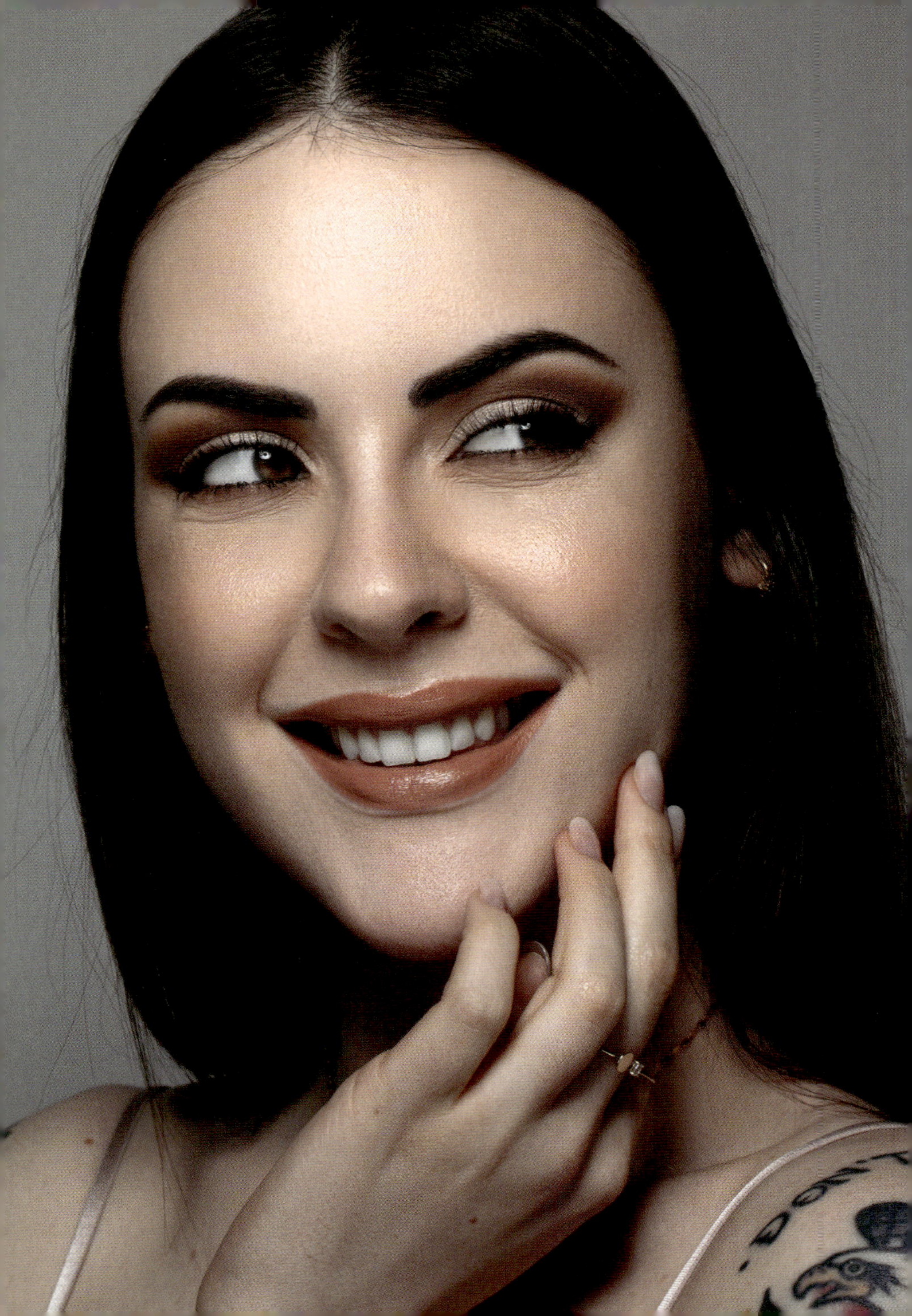

GENTLE GLAM
TRUCCO PER OGNI OCCASIONE

STEP 0:

Per iniziare, applicate il primer occhi su palpebra mobile e fissa, fino all'arcata sopracciliare.

STEP 1:

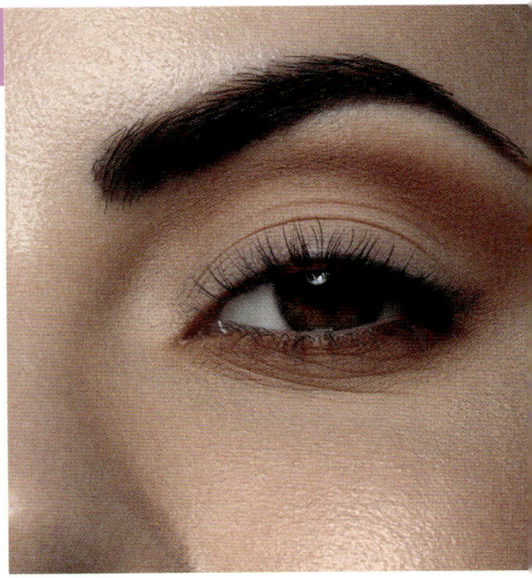

Applicate cipria o un ombretto carne sulla palpebra mobile, quindi un nocciola chiaro sopra tutta la piega palpebrale (il punto d'incontro tra palpebra fissa e mobile). Sfumate il colore: regalerà definizione e ampiezza allo sguardo, sottolineandolo ma allo stesso tempo ingrandendolo.

Scegliete la stessa tonalità per l'attaccatura delle ciglia inferiori (che va dall'angolo interno dell'occhio a quello esterno) per creare continuità nel look ed evidenziare l'occhio a 360 gradi, perché otticamente non si perdano i contorni inferiori lasciandoli struccati. Attenzione! Collegate sempre il makeup della parte superiore dell'occhio con quello dell'area inferiore, truccando con cura anche l'angolo esterno. Lasciare un pezzettino di pelle struccata in questa zone penalizzerebbe la linea del makeup e quindi lo sguardo.

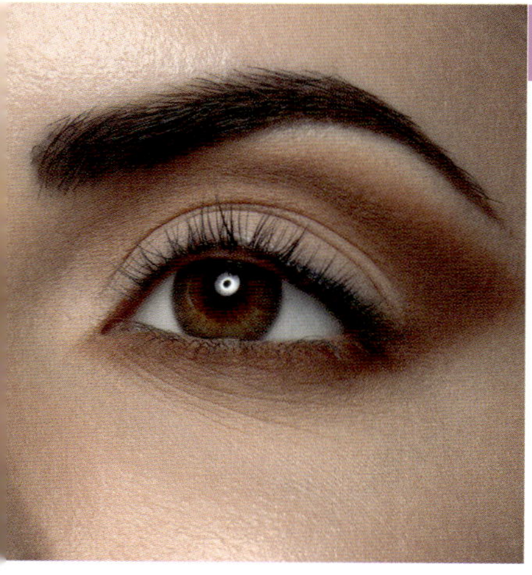

STEP 2:

Proseguite con un marrone di media intensità, sfumandolo in modo più preciso sopra la piega palpebrale, da metà sguardo vero l'esterno. Questo intensificherà il look e ingrandirà ulteriormente lo sguardo, perché otticamente la palpebra mobile sembrerà più grande e ariosa. Portate la sfumatura all'esterno e poi rientrate verso l'attaccatura delle ciglia superiori creando una delicata v. Inizieremo così ad allungare l'occhio, dando una shape felina e sensuale.

Per non perdere continuità e definizione del makeup, sfumate il colore su tutta l'attaccatura delle ciglia inferiori in modo leggermente più contenuto, perché rimanga comunque visibile l'ombra dello step 1.

STEP 3:

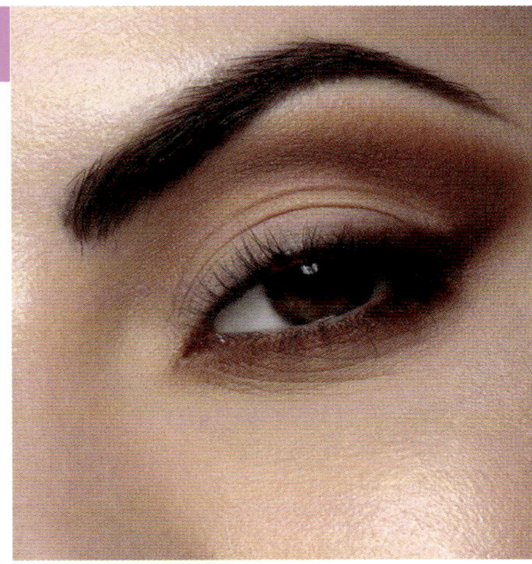

Con una tonalità castagna sottolineate l'attaccatura delle ciglia superiori e, se volete che l'occhio appaia alto e seducente, applicate il colore da metà sguardo verso l'esterno.

A me piace aggiungere un velo della stessa tonalità anche super a ridosso delle ciglia inferiori, come per enfatizzare l'ombra delle ciglia naturali, lasciando anche in questo caso visibili gli step 1 e 2.

STEP 4:

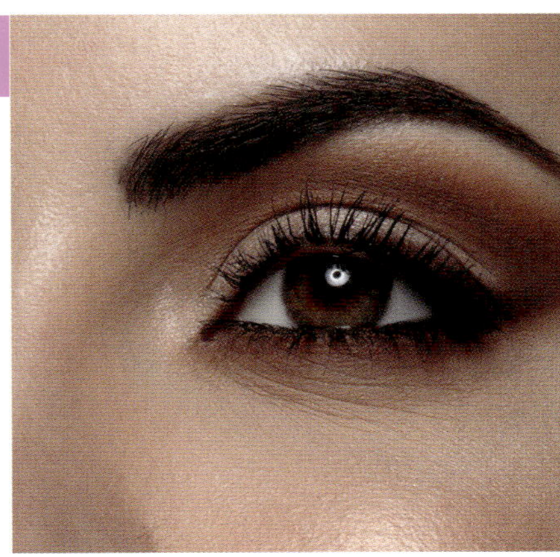

Terminate con il mascara applicato in modo pulito, aprendo bene le ciglia a ventaglio. Non avendo utilizzato matita o eyeliner le ciglia saranno protagoniste, quindi attenti a non appiccicarle per non far apparire l'occhio appesantito: prendetevi tutto il tempo necessario per lavorare bene la formula.

Per me il mascara sulle ciglia inferiori è d'obbligo – senza, il look mi sembra "a metà" – quindi lo applico accuratamente dall'angolo interno a quello esterno (se vi sembra troppo, potete saltare questo dettaglio).

Il trucco non può definirsi terminato senza un punto luce nell'angolo interno dell'occhio. Fate attenzione a non portare l'highlighter troppo in basso, verso l'occhiaia, perché potrebbe dare un aspetto stanco. Super approvata invece la sfumatura verso l'alto, creando una sorta di forma a mandorla.

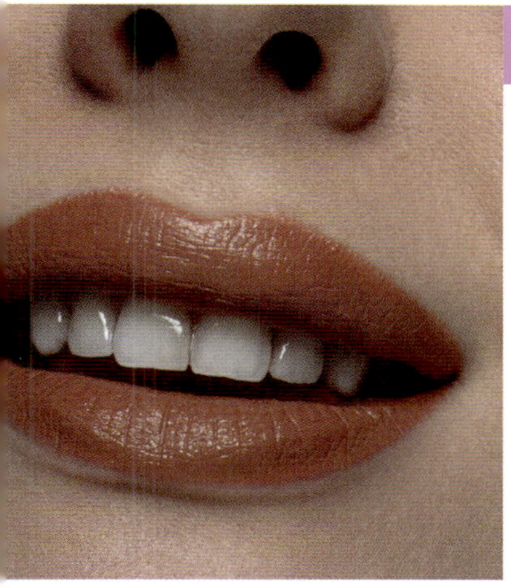

STEP 5:

Per il rossetto, ho scelto una tonalità naturale media, leggermente calda, per mantenere equilibrio tra look occhi e labbra. Questo però è un makeup super versatile, quindi vi basterà scegliere un colore intenso o pop per trasformarlo e renderlo adatto a ogni vostra esigenza.

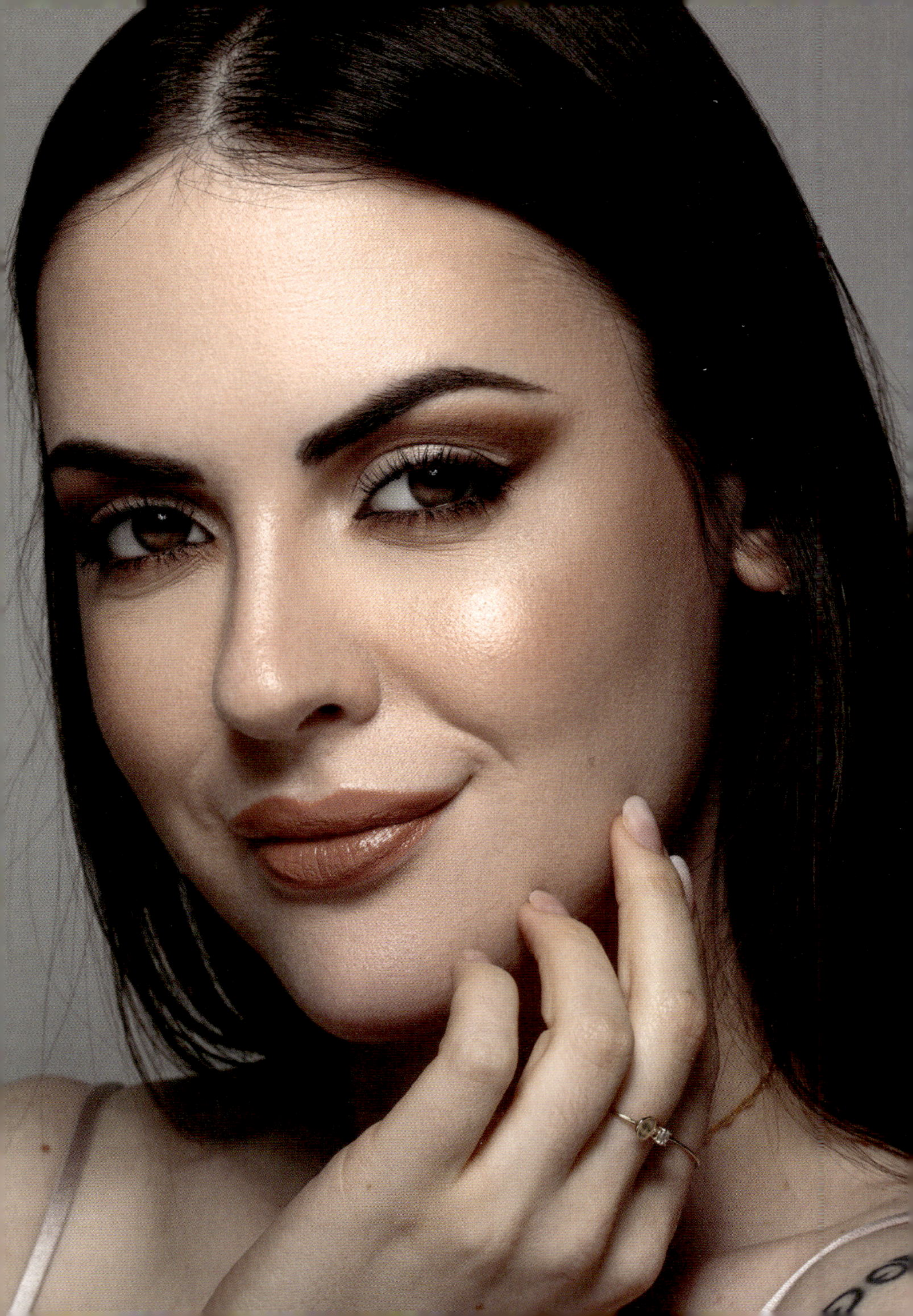

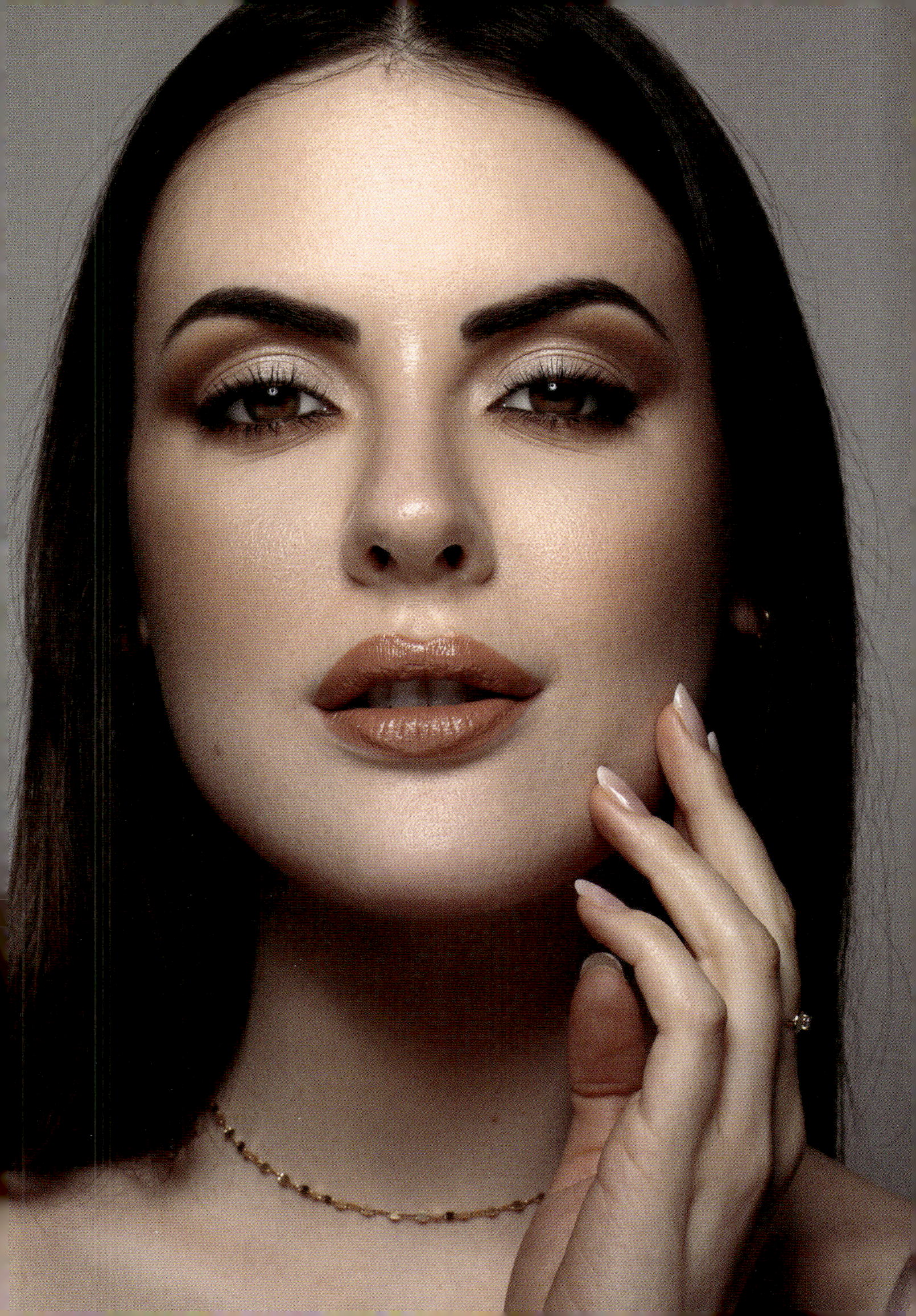

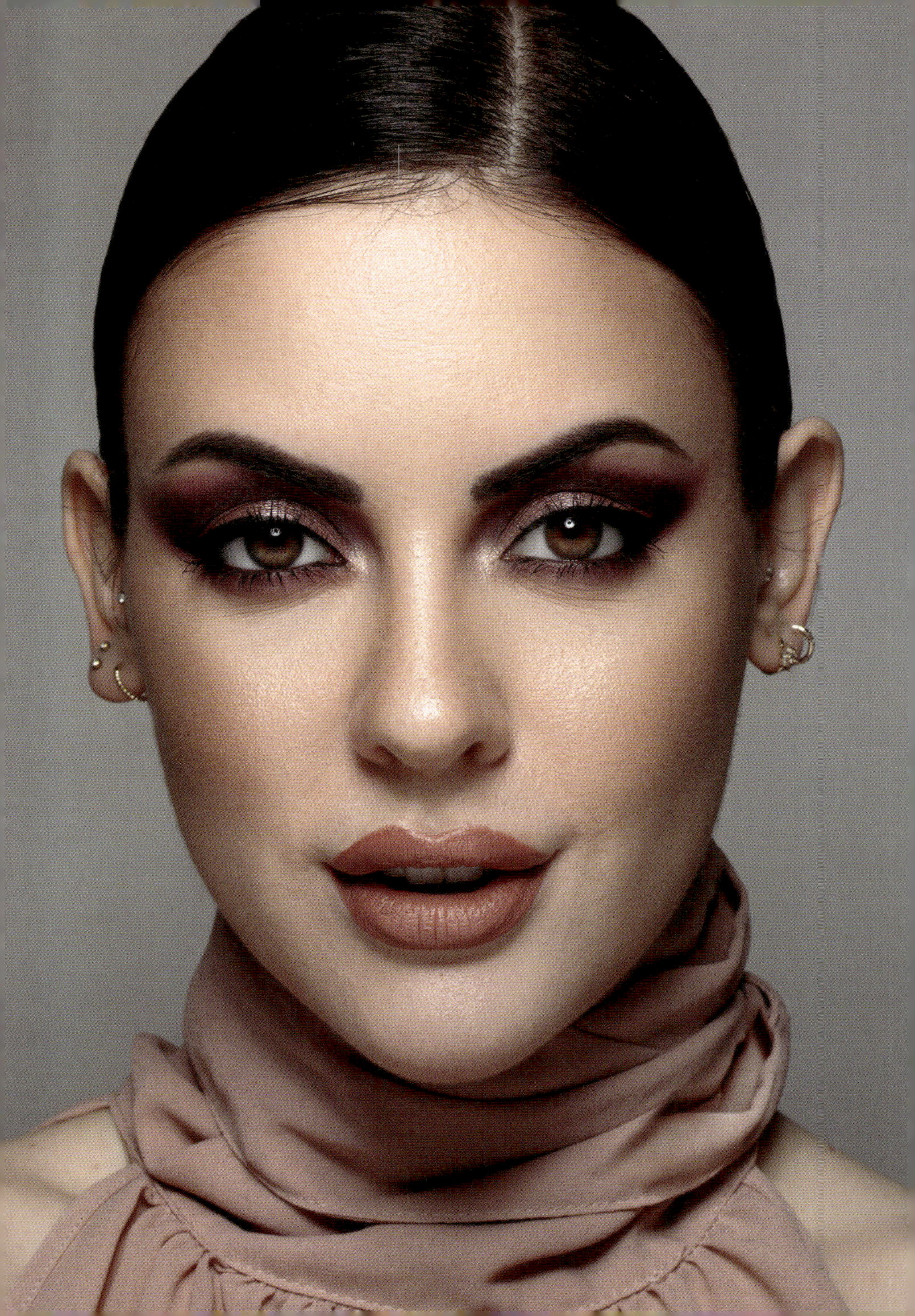

BUCOLIC VIBES
LOOK DA CERIMONIA

STEP 0:

Per iniziare, applicate il primer occhi su palpebra mobile e fissa, fino all'arcata sopracciliare.

STEP 1:

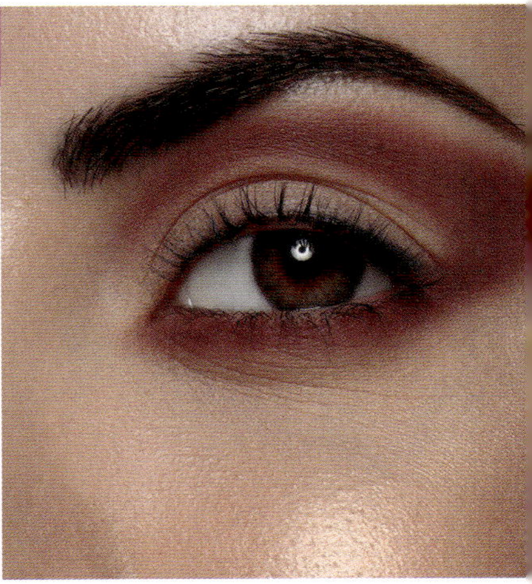

Scegliete un color ciclamino chiaro per sottolineare lo sguardo, da sopra la piega palpebrale a tutta l'attaccatura delle ciglia inferiori. In questo modo si comincia a dare tridimensionalità all'occhio e allo stesso tempo si crea una buona base di colore per le tonalità che stratificheremo successivamente.

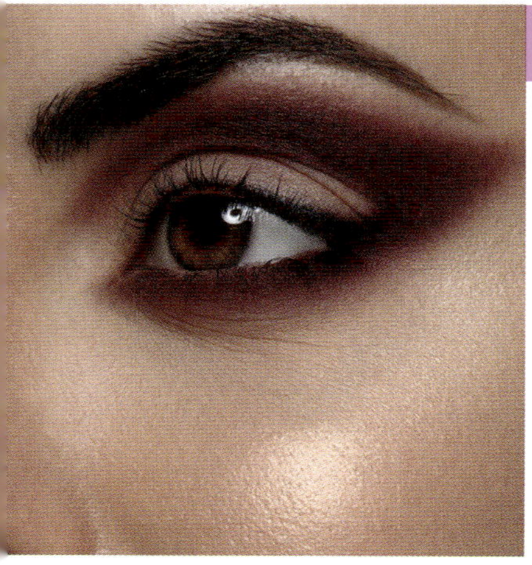

STEP 2:

Con un berry diamo carattere al look. Sfumatelo in modo diffuso per creare dimensione e drama (senza coprire totalmente lo step 1). Per dare una tocco di sensualità, allungate la sfumatura verso le tempie. Anche in questo caso, per sottolineare lo sguardo a 360 gradi sfumate il colore all'attaccatura delle ciglia inferiori.

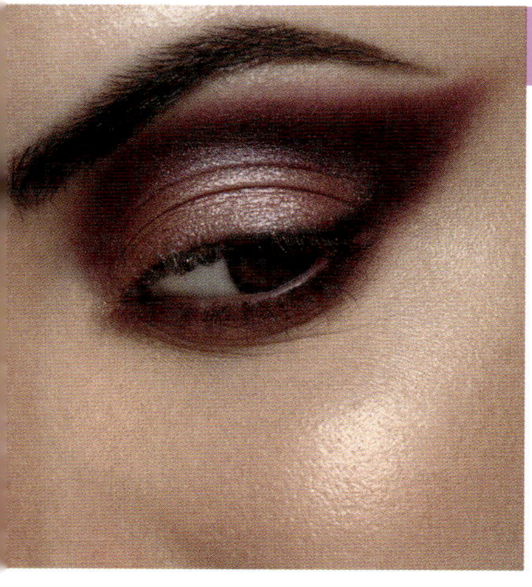

STEP 3:

Ora che abbiamo creato pathos possiamo rinfrescare il look con un tocco luminoso di rosa. Applicatelo su tutta la palpebra mobile, spingendovi nella piega palpebrale. È importante "uscire" dalla palpebra mobile con il colore perché sia ben visibile anche con l'occhio aperto. Quante volte vi è capitato di applicare un colore bellissimo che però sparisce se guardate dritto di fronte a voi? Ecco, per evitarlo basterà applicarne un velo anche nella piega!

STEP 4:

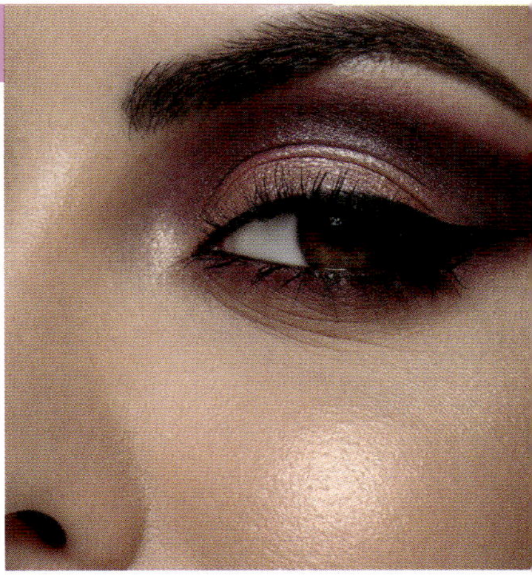

A questo punto ci vuole una riga di eyeliner per caricare di sensualità questo look colorato. Inoltre, per rendere lo sguardo magnetico, ho applicato una matita malva-nocciola nella rima interna dell'occhio.

Nell'angolo interno scegliete un illuminate intenso: deve aprire e rinfrescare l'occhio, senza passare in secondo piano rispetto allo shimmer della palpebra mobile.

Mascara in abbondanza! Avendo realizzato un eyeliner intenso, insistete con la stratificazione perché le ciglia non spariscano.

STEP 5:

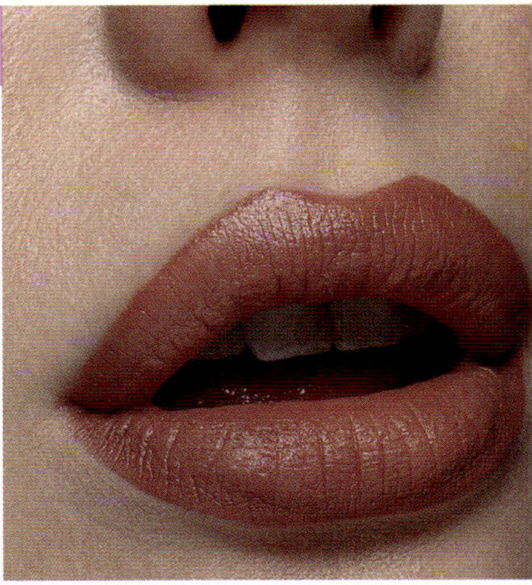

Per le labbra ho scelto un naturale molto rosato, che regala una nota romantica al look.

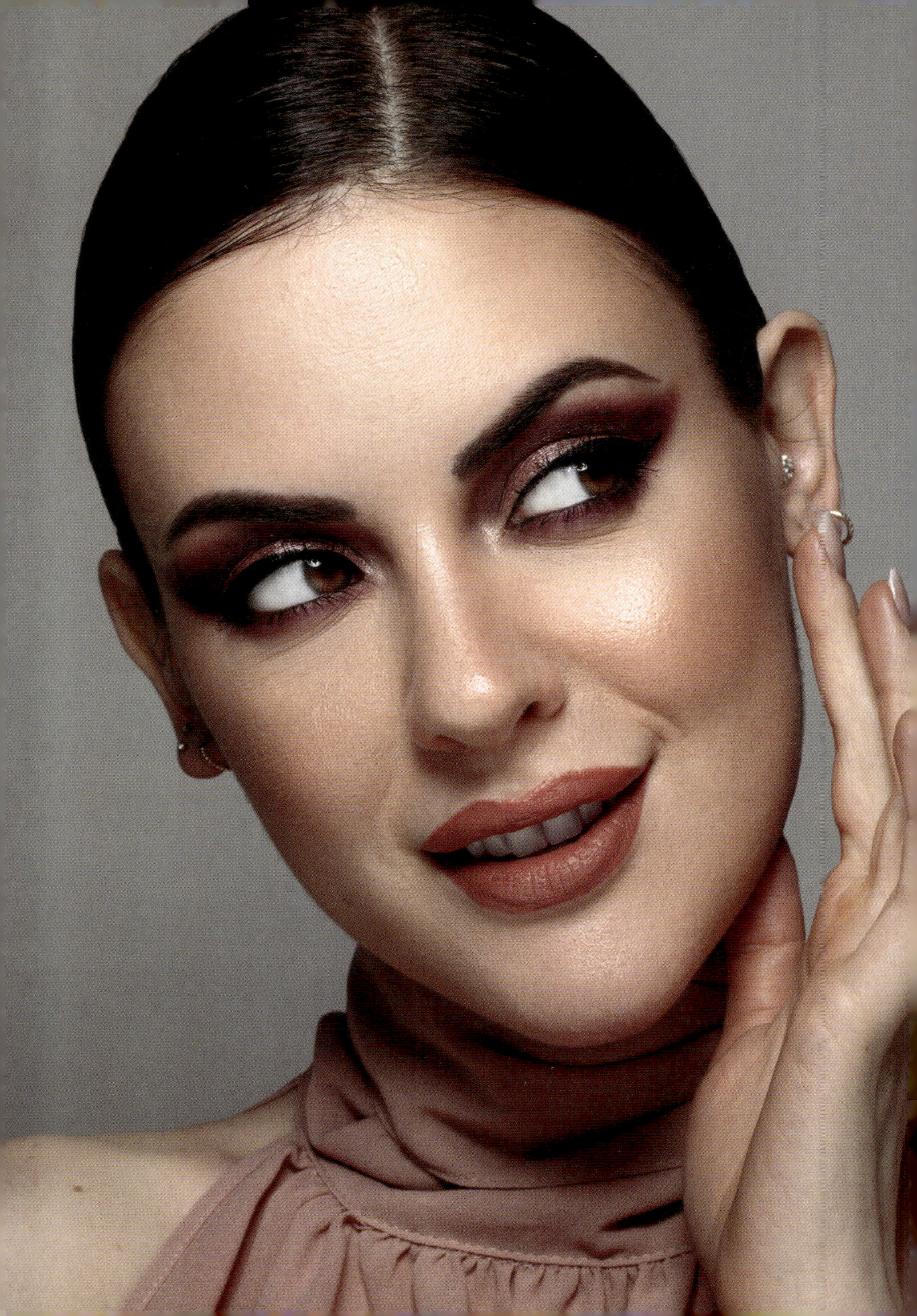

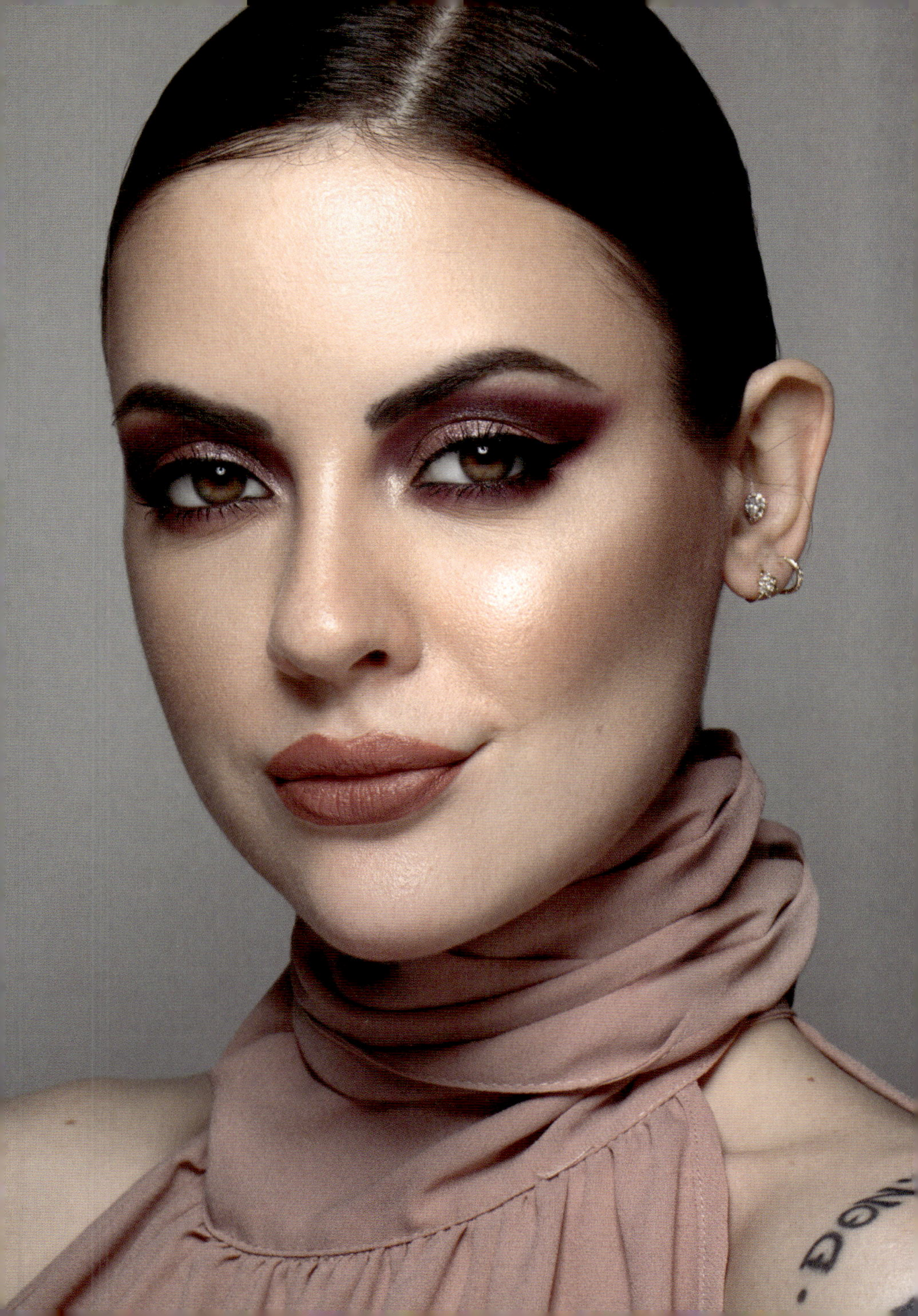

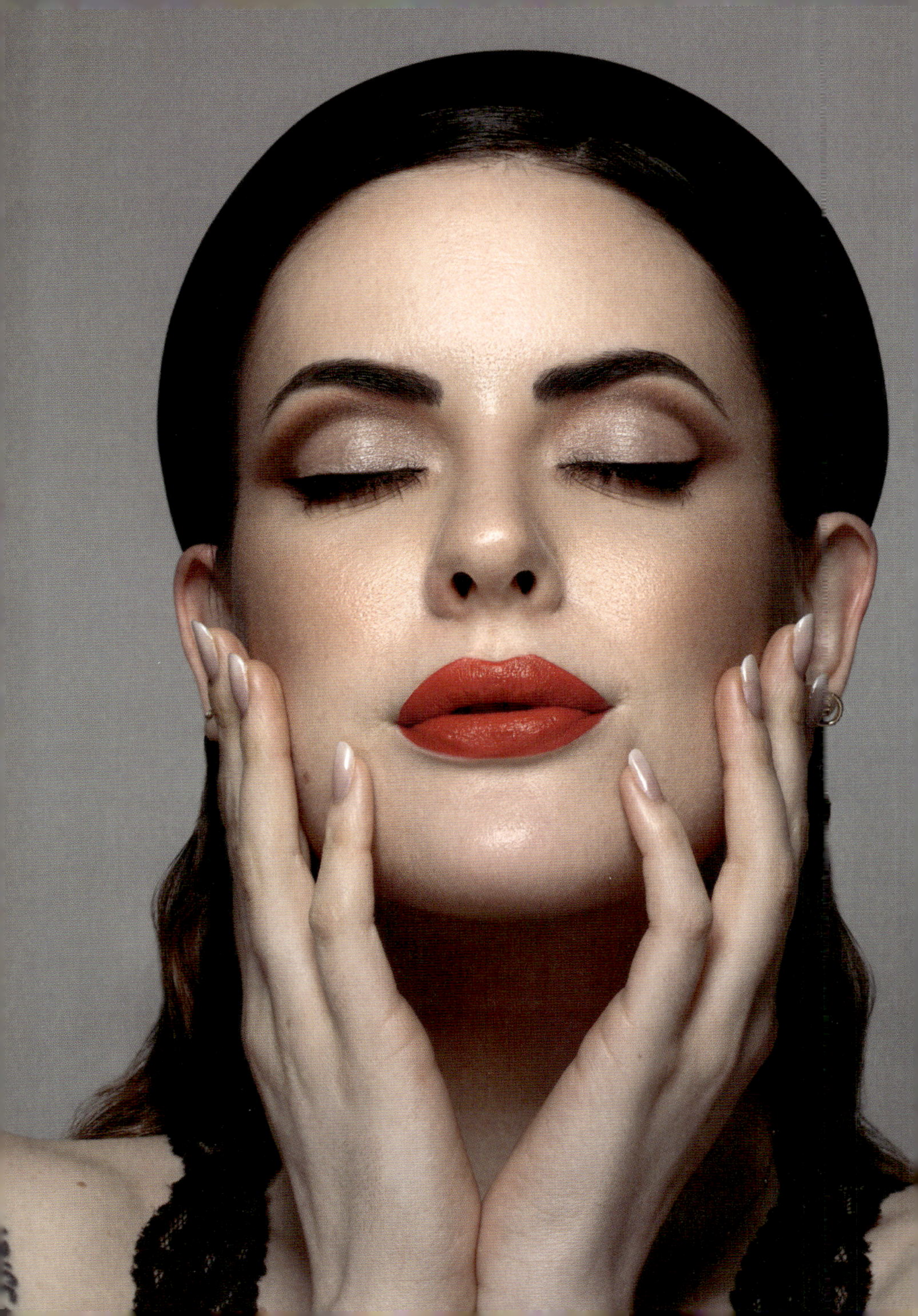

KINDA PIN UP
EYELINER E ROSSETTO ROSSO

STEP 0:

Iniziate con il primer occhi su palpebra mobile e fissa, fino all'arcata sopracciliare.

STEP 1:

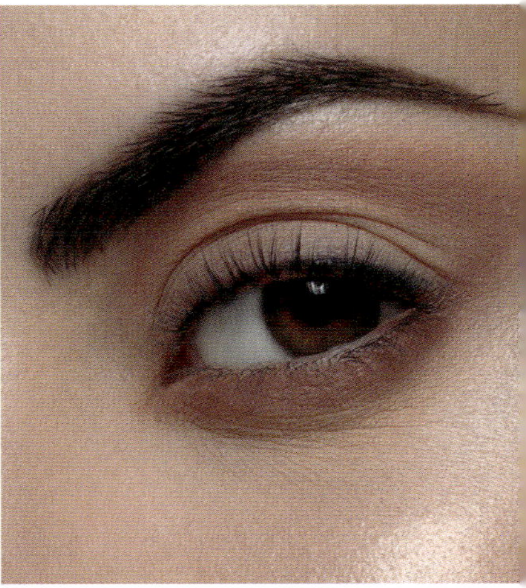

Sottolineate la zona sopra la piega palpebrale e l'attaccatura delle ciglia inferiori con un marrone molto delicato: potete utilizzare la tonalità di contouring o bronzer applicata sul viso. In questo modo diamo dimensione allo sguardo senza però aggiungere colore, perché l'ombretto in questo caso non è il prodotto protagonista.

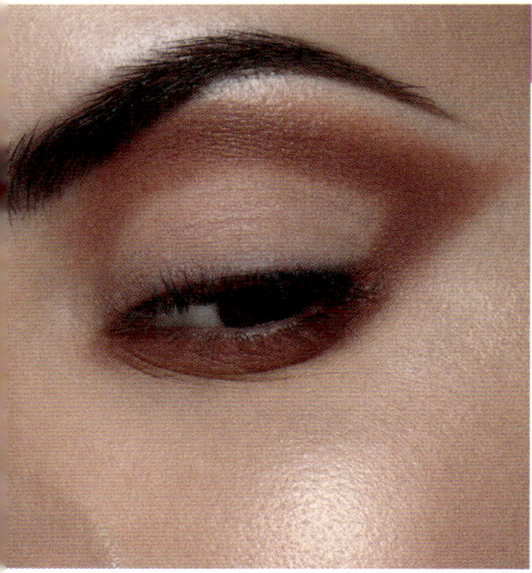

STEP 2:

Applicate una tonalità simile alla precedente, ma di qualche tono più scuro, in modo diffuso (senza coprire lo step 1) e portandola anche all'attaccatura delle ciglia inferiori, per ottenere ulteriore tridimensionalità. Questo step ci serve solo per creare dimensione, non è ancora il protagonista!

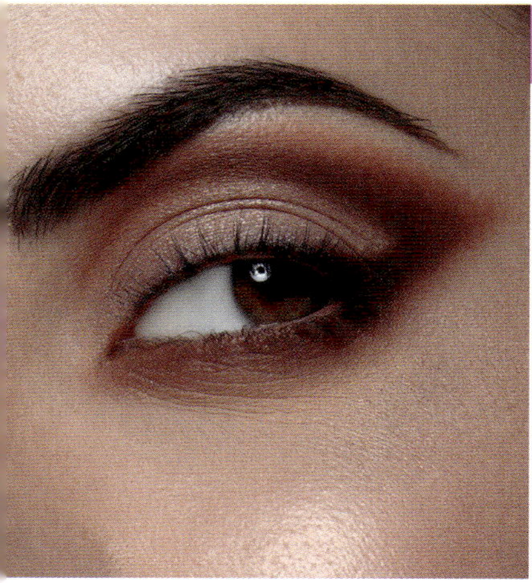

STEP 3:

Con un ombretto color legno scuro iniziate a tracciare la forma della riga di eyeliner che vorreste realizzare. Questa tecnica vi permette di studiare la morfologia del vostro occhio con il colore: sfumando questo ombretto vedrete subito che tipo di riga potrebbe donarvi: totale o solo nella seconda metà dell'occhio, spessa o sottile, contenuta, allungata... Quindi, con pazienza, preparate la base per lo step successivo.

Per intensificare il look, applicate la stessa tonalità sopra la piega palpebrale in modo definito, prolungando la sfumatura verso l'esterno e facendola rientrare nel "disegno preparatorio dell'eyeliner". Il prodotto che vi rimane sul pennello applicatelo all'attaccatura delle ciglia inferiori.

Sulla palpebra mobile sfumate una tonalità molto delicata, leggermente shimmer. Funziona molto bene l'illuminante viso, che risulta più soft di un classico ombretto occhi.

STEP 4:

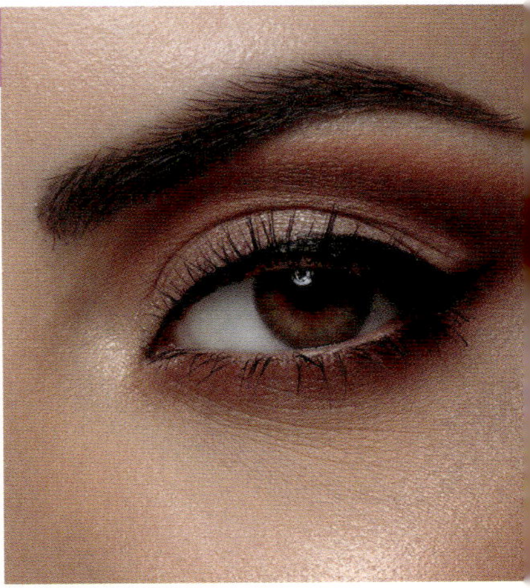

A questo punto via di eyeliner, sulla base creata nello step 3.
Avendo la riga nera di sfondo, insistete con il mascara in modo che le ciglia siano belle evidenti.

L'illuminante nell'angolo interno dell'occhio aprirà lo sguardo e darà freschezza al look.

STEP 5:

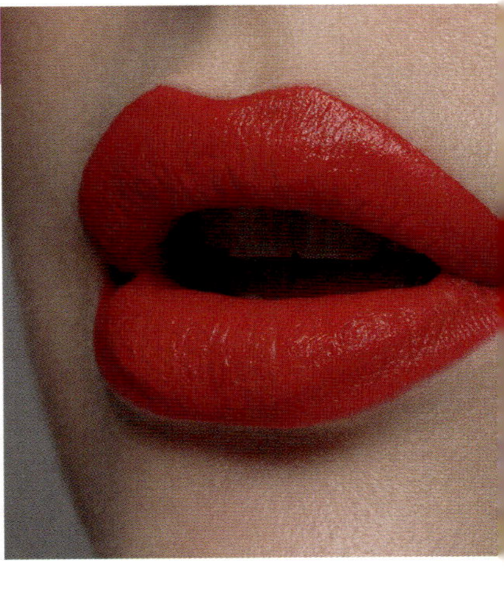

Concludete con il rossetto rosso di formula e finish che preferite. Consiglio sempre di procedere prima con la matita e poi riempire il disegno con il colore: il risultato sarà preciso, intenso e seducente.

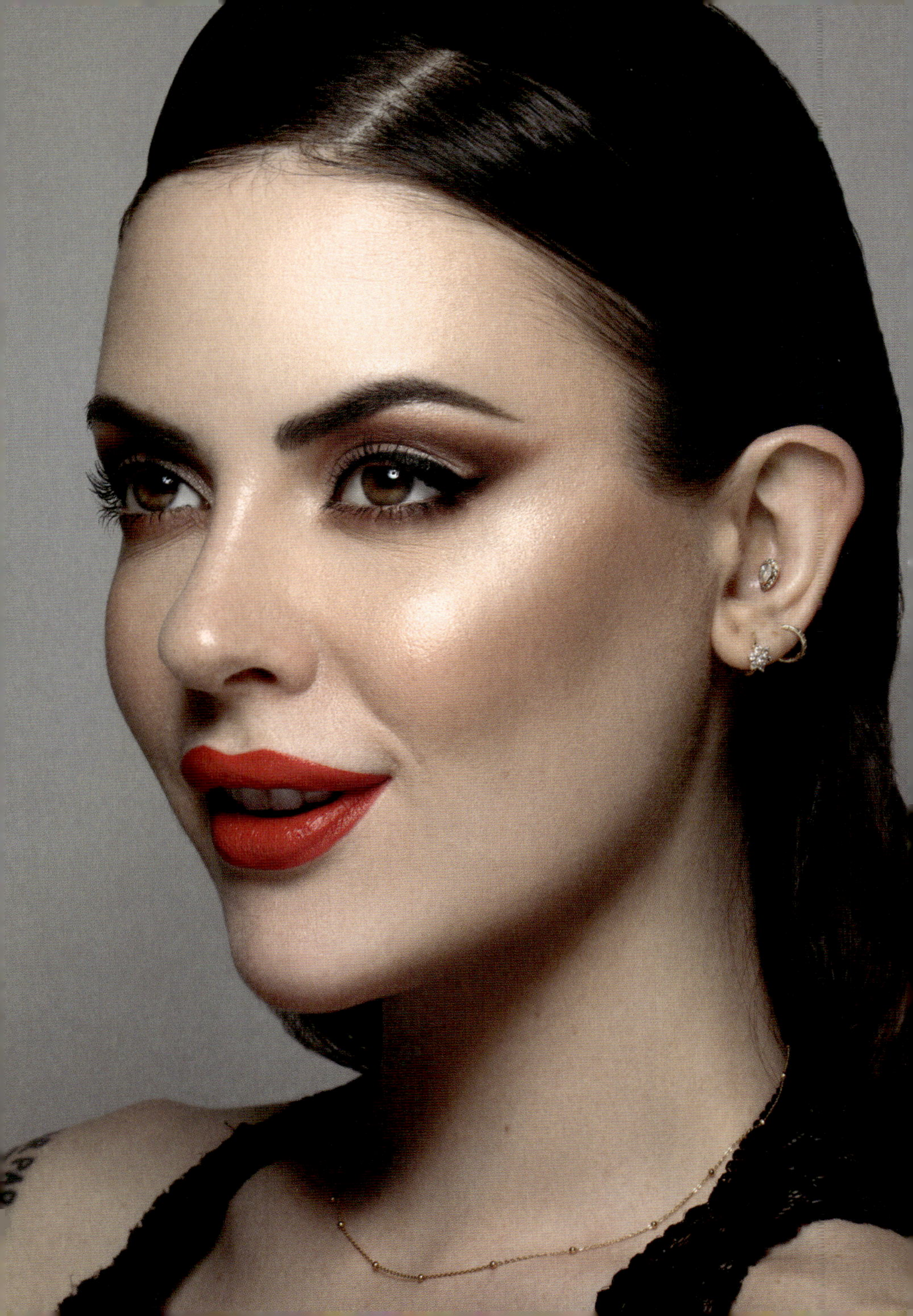

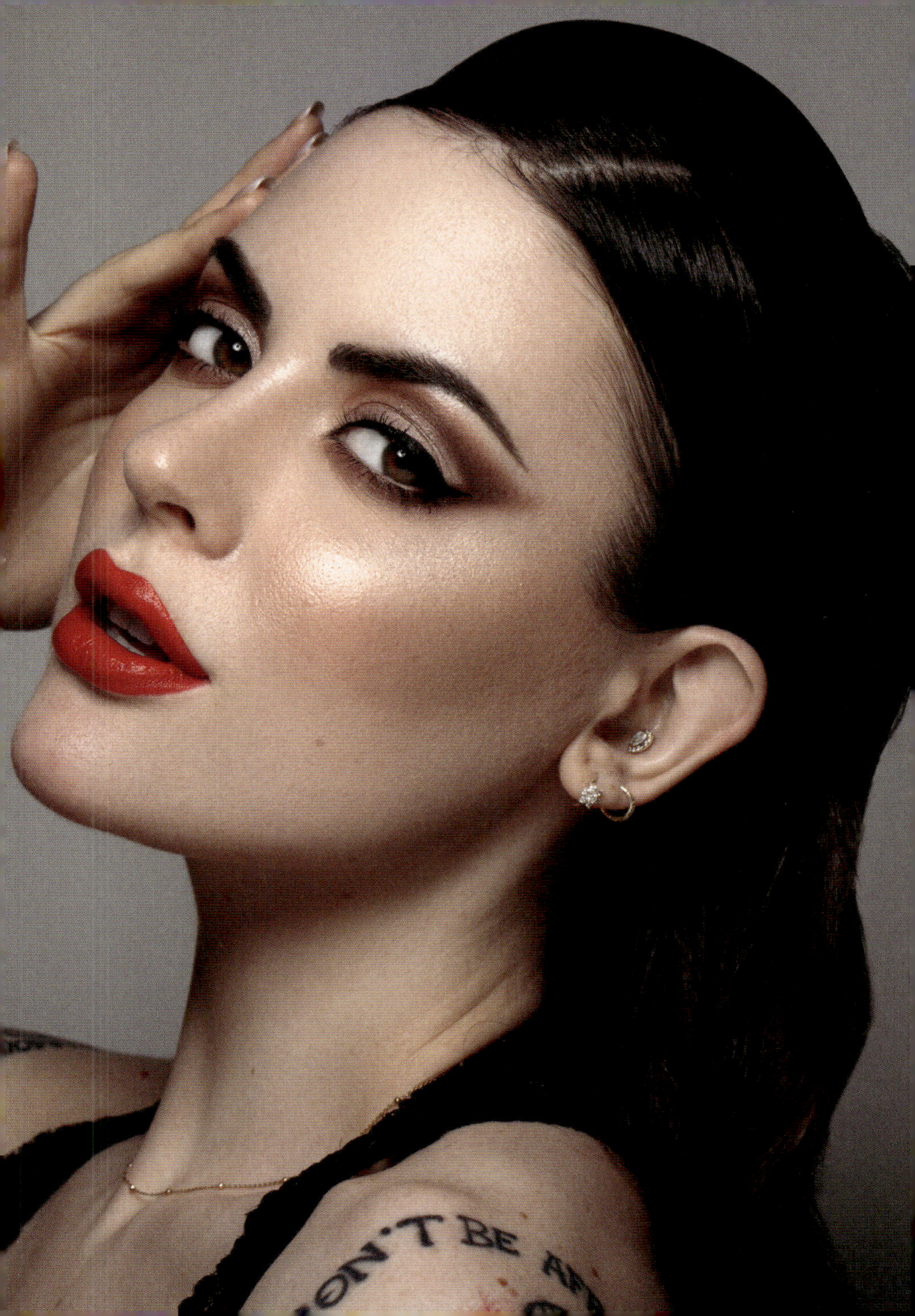

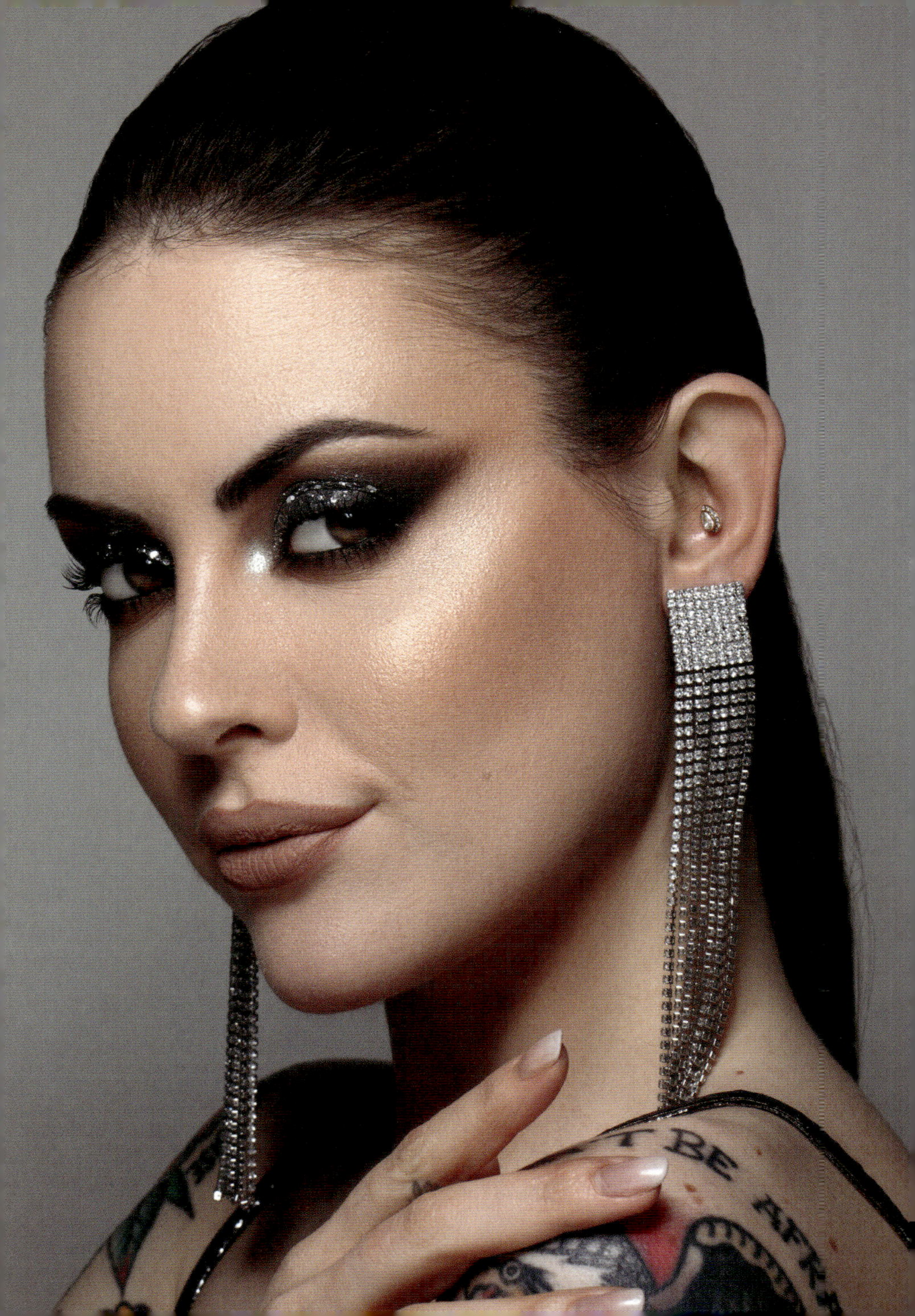

UNTIL THE SUNRISE TRUCCO DA PARTY

STEP 0:

Iniziate con il primer occhi su palpebra mobile e fissa, fino all'arcata sopracciliare.

STEP 1:

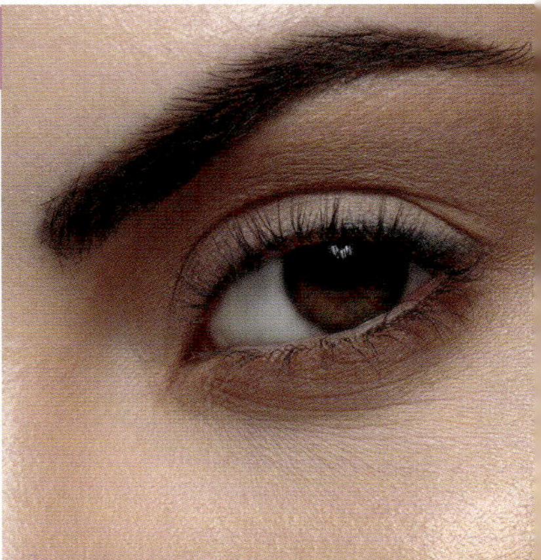

Stendete una tonalità tortora chiaro in modo molto diffuso su tutta la palpebra fissa e portatela anche all'attaccatura delle ciglia inferiori per creare la base delle sfumature successive.. Lasciate uno o due millimetri di spazio tra l'arcata sopracciliare e l'ombretto, arrivare con la polvere fino alle sopracciglia rende lo sguardo pesante.

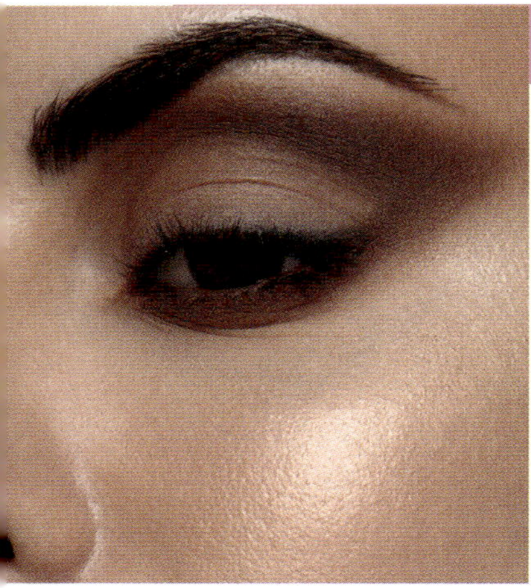

STEP 2:

Stratificate, sempre in modo diffuso, una tonalità media di grigio per creare la cornice dei colori intensi e vibranti che utilizzeremo dopo. La sfumatura deve essere soffice, quindi lavorate bene l'ombretto con ampi e delicati movimenti circolari su tutta la palpebra fissa fino all'attaccatura delle ciglia inferiori, facendo attenzione a non coprire totalmente lo step 1.

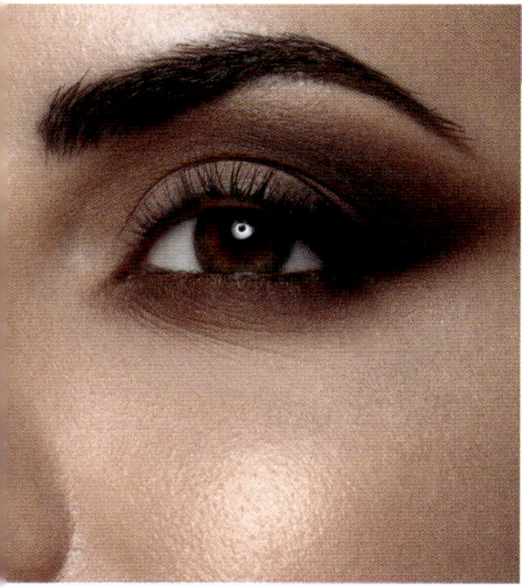

STEP 3:

Con il nero, sottolineate la metà esterna delle ciglia superiori, realizzando una forma di eyeliner sfumato. Procedete poi rientrando con la sfumatura sopra la piega palpebrale, per creare una zona d'intensa definizione. In questo caso la sfumatura deve essere più circoscritta, quindi lavorate con delicati movimenti circolari contenuti per non coprire gli step 1 e 2: le tre tonalità devono essere ben visibili per creare un effetto intenso, tridimensionale ma pulito. Un blocco unico di colore appesantirebbe moltissimo lo sguardo.

Applicate la stessa tonalità anche all'attaccatura delle ciglia inferiori, sempre senza coprire le sfumature realizzate precedentemente.

STEP 4:

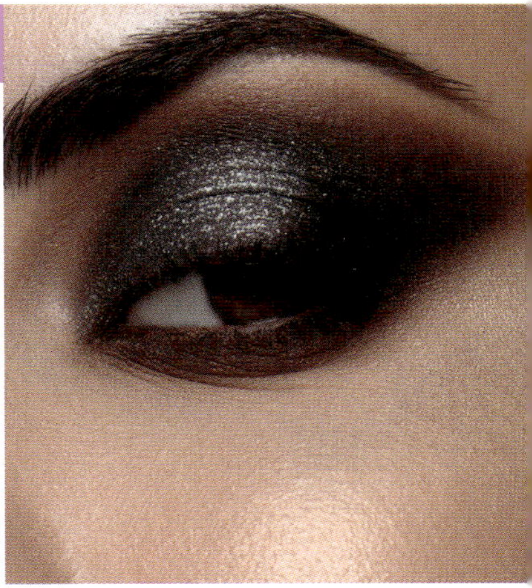

Per i primi due terzi dell'occhio ho scelto un color antracite con sparkles, mentre nell'ultimo terzo il nero opaco. Ci sono due punti importanti:

1. Portatevi con grigio e nero oltre la piega palpebrale, per rendere le tonalità visibili anche quando l'occhio è aperto.
2. Non sovrapponete eccessivamente il grigio luminoso e il nero opaco: la differenza di finish creerà per illusione ottica volume e dimensione.

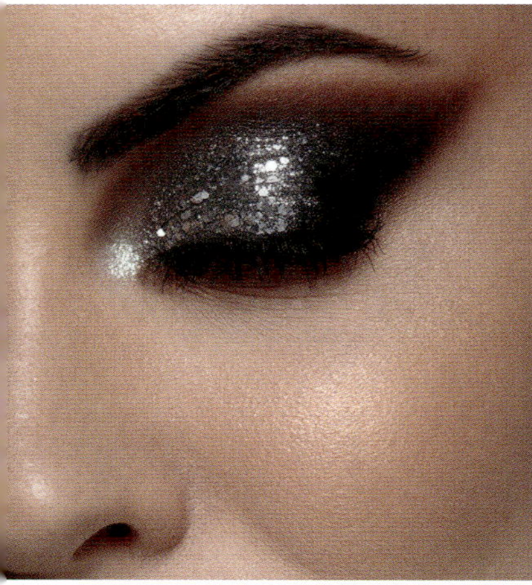

STEP 5:

Glitter puri per rendere ancora più party il look! Ho scelto una tonalità tono su tono perché fosse elegante ma d'impatto. Le scaglie di prodotto luminoso le ho posizionate solo sul grigio sparkle, per mantenere una zona shimmer e l'altra opaca che, come vedete, regala un risultato raffinato e drammatico.

Immancabile un punto luce intenso nell'angolo interno dell'occhio: vi consiglio un colore metallizzato pieno perché, avendo utilizzato colori molto riflettenti per il resto del makeup, rischierebbe di non vedersi. È importante che l'angolo interno sia ben illuminato per ingrandire ed equilibrare lo sguardo.

Abbondante mascara sulle ciglia superiori e inferiori completerà il look rendendolo magnetico e intrigante.

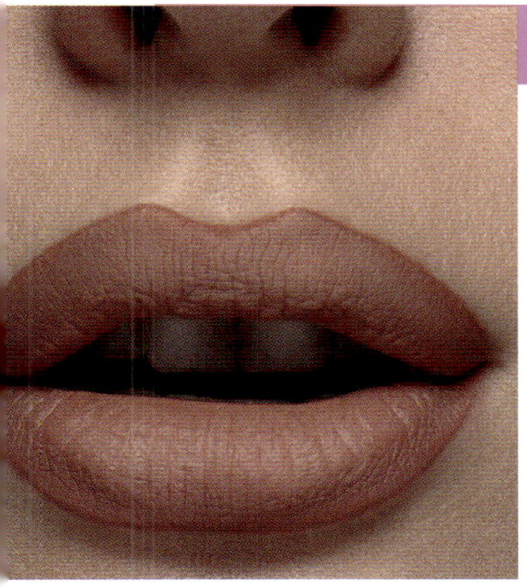

STEP 6:

Per le labbra ho scelto una tonalità nude, naturale e opaca, per definirle e sottolinearle, ma con l'intento di renderle un elemento di accompagnamento al look occhi. Il contorno delicatamente più scuro e nocciola regala un aspetto moda e curato, ma è importante che non ci sia troppo stacco tra matita e rossetto, che devono sfumarsi perfettamente tra loro.

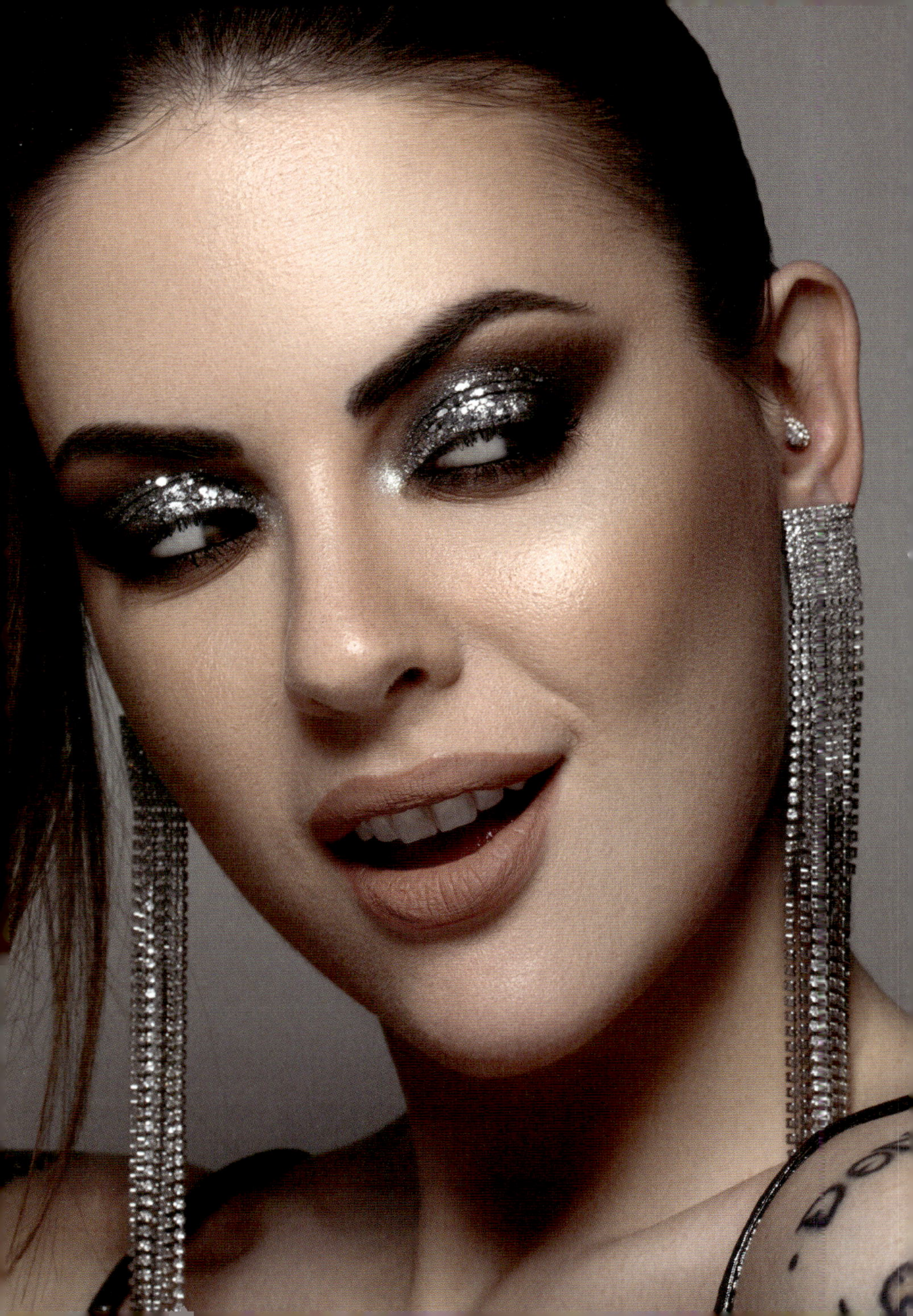

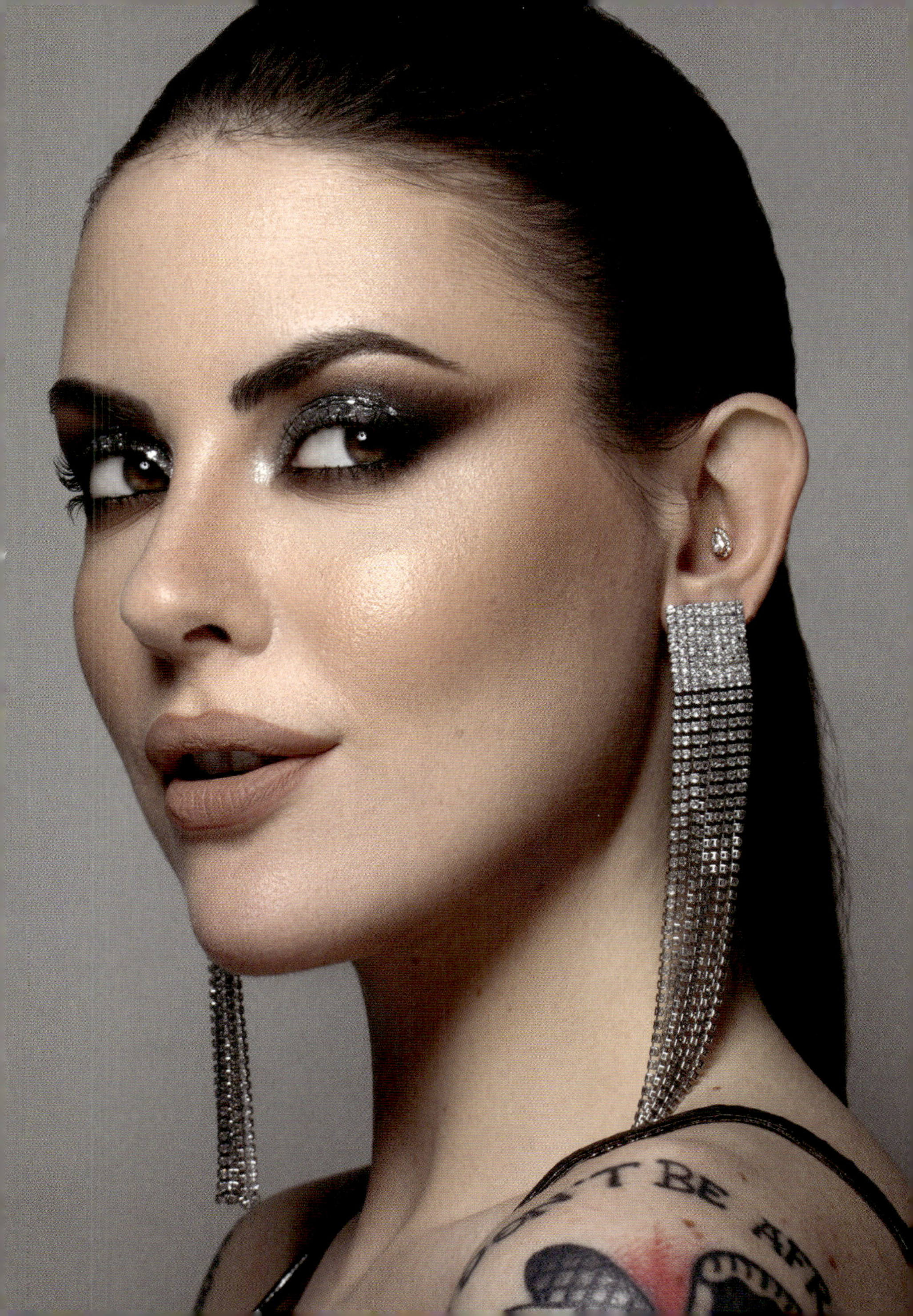

GLOSSARIO

Acido ialuronico: è una sostanza fortemente idrofila, ovvero assorbe e trattiene l'acqua naturalmente presente nella nostra pelle. È responsabile in buona parte dell'idratazione e del turgore dei tessuti. I prodotti di skincare e makeup sono spesso arricchiti di acido ialuronico (di origine biotecnologica) perché li rende idratanti, azione funzionale ad ogni skin type. Nell'INCI è individuabile come hyaluronic acid o sodium hyaluronate.

Caleidoscopico: letteralmente, che ricrea gli effetti di un caleidoscopio, quindi colori e toni in continuo mutamento. In riferimento al makeup indica prodotti contenenti perle o elementi ricchissimi di riflessi delle shades più svariate.

Cangiante: che cambia totalmente colore a seconda di come la luce colpisce la perla contenuta nel prodotto (ad esempio ombretto con riflesso verde/viola, bronzo/teal, eccetera).

Claim: l'azione cosmetica che un prodotto skincare o makeup promette di svolgere. Il claim deve essere supportato da test che affermino la veridicità della dichiarazione.

Collagene: è una proteina presente naturalmente nella nostra pelle, responsabile della compattezza dei tessuti.

Crema: intesa come texture, solitamente si addice alle pelli secche durante tutto l'anno e alle miste solo d'inverno. A seconda della formulazione più essere più o meno ricca.

Duochrome/Triochrome: i prodotti di makeup che cambiano colore acquistando due (o tre) sfumature di differenti tonalità a seconda della luce.

Elastina: proteina presente naturalmente nella nostra pelle che determina l'elasticità dei tessuti.

Film idrolipidico: strato "tipo pellicola" presente naturalmente sulla nostra pelle per proteggerla, è composto principalmente da acqua e sebo.

Gel: inteso come texture, si presenta compatto e trasparente, solitamente privo di oli. Si addice particolarmente alle pelli grasse durante tutto l'anno e alle miste d'estate.

Glitter o sparkle: piccole particelle di plastica che riflettono la luce.

Idratante: limita l'evaporazione di acqua dai tessuti. I prodotti skincare o makeup con questa capacità contengono ingredienti che si legano all'acqua moderandone la dispersione, supportando così il benessere della pelle.

Lenitivo: che dà sollievo, mitiga. I prodotti, in particolare skincare, con questo obiettivo agiscono con effetto calmante ad esempio sulla pelle che si è sensibilizzata in seguito all'esposizione solare o dopo trattamenti aggressivi, minimizzandone il fastidio e riducendone i rossori.

Long lasting: "a lunga tenuta", in quanto dall'applicazione il prodotto si mantiene inalterato per molte ore. È una capacità che deve essere comprovata da test.

Matte: senza particelle luminose, dall'effetto finale opaco.

Metal: finish che richiama le caratteristiche di colore e lucentezza del metallo (oro, argento, platino…).

Non comedogenico: prodotto che non occlude i pori, non favorendo quindi la formazione di punti neri, punti bianchi e pori dilatati. Caratteristica che deve essere comprovata da test.

Nutriente: i prodotti skincare con questa azione cosmetica ridanno alla pelle qualcosa che ha perso o di cui ha bisogno.

Peptidi: molecole composte capaci di unirsi in strutture complesse, molto sfruttate in campo cosmetico per le loro capacità riparative e cicatrizzanti.

Purificare: ripulire la pelle da sostanze che la sporcano, che siano interne o esterne (sebo, inquinamento, eccetera).

Rebound sebaceo: meccanismo naturale di difesa della nostra pelle che si attiva quando questa viene aggredita da prodotti troppo sgrassanti e reagisce producendo ancora più sebo per schermarsi e rimediare alla perdita eccessiva. Se si usano prodotti che seccano eccessivamente su pelli miste e grasse, l'epidermide reagisce apparendo nel complesso più lucida e appesantita.

Sheer: finish semitrasparente, che lascia visibile la pelle sottostante.

Shimmer: luminoso, con una presenza più o meno concentrata di perle.

Swatch: il gesto di provare il prodotto applicandolo sulla pelle per testarne le caratteristiche.

Turnover cellulare: il rinnovo delle cellule che compongono la nostra pelle, che invecchiano e muoiono lasciando spazio a quelle nuove.

Waterpoof: indica un prodotto che non si scioglie in acqua mantenendo inalterate le sue caratteristiche; per rimuoverlo è necessario utilizzare un prodotto a base oleosa.

RINGRAZIAMENTI

Grazie dal profondo del cuore alle persone che mi sostengono nella vita reale e virtuale: senza di voi non esisterebbe il libro che avete tra le mani.

Finito di stampare
nel mese di ottobre 2020
presso Italgrafica S.r.l. – Novara